前列腺癌标准数据集

（2021 版）

U0288473

组织编写　中华医学会泌尿外科学分会

　　　　　中国抗癌协会泌尿男生殖系肿瘤专业委员会

　　　　　中国医师协会泌尿外科医师分会

人民卫生出版社

·北　京·

图书在版编目(CIP)数据

前列腺癌标准数据集:2021 版 / 中华医学会泌尿外科学分会,中国抗癌协会泌尿男生殖系肿瘤专业委员会,中国医师协会泌尿外科医师分会组织编写 . -- 北京:人民卫生出版社,2022.1

ISBN 978-7-117-32784-8

Ⅰ.①前… Ⅱ.①中… ②中… ③中… Ⅲ.①前列腺疾病 – 癌 – 标准 – 数据集 – 中国 Ⅳ.① R737.25-65

中国版本图书馆 CIP 数据核字(2022)第 002160 号

人卫智网	www.ipmph.com	医学教育、学术、考试、健康,购书智慧智能综合服务平台
人卫官网	www.pmph.com	人卫官方资讯发布平台

前列腺癌标准数据集(2021 版)
Qianliexian'ai Biaozhun Shujuji(2021 Ban)

组织编写:中华医学会泌尿外科学分会
　　　　　中国抗癌协会泌尿男生殖系肿瘤专业委员会
　　　　　中国医师协会泌尿外科医师分会

出版发行:人民卫生出版社(中继线 010-59780011)

地　　址:北京市朝阳区潘家园南里 19 号

邮　　编:100021

E－mail:pmph @ pmph.com

购书热线:010-59787592　010-59787584　010-65264830

打击盗版举报电话:010-59787491　E-mail:WQ @ pmph.com

质量问题联系电话:010-59787234　E-mail:zhiliang @ pmph.com

印　　刷:中农印务有限公司

经　　销:新华书店

开　　本:787 × 1092　1/16　印张:7

字　　数:156 千字

版　　次:2022 年 1 月第 1 版

印　　次:2022 年 2 月第 1 次印刷

标准书号:ISBN 978-7-117-32784-8

定　　价:49.00 元

名誉主编　张　旭　中国人民解放军总医院
　　　　　叶定伟　复旦大学附属肿瘤医院
　　　　　邢念增　中国医学科学院肿瘤医院
主　　编　黄　健　中山大学孙逸仙纪念医院
副主编　魏　强　四川大学华西医院
　　　　　牛远杰　天津医科大学第二医院
秘　　书　李锴文　中山大学孙逸仙纪念医院

专家组成员（按姓氏汉语拼音排序）

审校组

傅　斌　南昌大学第一附属医院

华立新　江苏省人民医院

江　玮　福建医科大学附属协和医院

李恭会　浙江大学医学院附属邵逸夫医院

刘　明　北京医院

刘春晓　南方医科大学珠江医院

刘修恒　武汉大学人民医院

龙慧民　宁波市医疗中心李惠利医院

牛海涛　青岛大学附属医院

秦卫军　空军军医大学西京医院

邱明星　四川省人民医院

史本康　山东大学齐鲁医院

王荫槐　中南大学湘雅二医院

夏　丹　浙江大学医学院附属第一医院

徐丹枫　上海交通大学医学院附属瑞金医院

徐文峰　佛山市第一人民医院

余志贤　温州医科大学附属第一医院

曾　浩　四川大学华西医院

编写组

陈玢屾	南方医科大学珠江医院	沈东来	中国人民解放军总医院
丁 鑫	北京医院	王 淼	北京医院
高 宇	中国人民解放军总医院	王 潇	武汉大学人民医院
顾良友	中国人民解放军总医院	王 勇	天津医科大学第二医院
韩苏军	中国医学科学院肿瘤医院	王明超	浙江大学医学院附属邵逸夫医院
何 威	上海交通大学医学院附属瑞金医院	王绎忱	中国医学科学院肿瘤医院
黄 航	温州医科大学附属第一医院	温 勇	南方医科大学珠江医院
景泰乐	浙江大学医学院附属第一医院	翁小东	武汉大学人民医院
李锴文	中山大学孙逸仙纪念医院	武 鹏	空军军医大学西京医院
李世超	中国人民解放军总医院	杨学成	青岛大学附属医院
李益坚	中南大学湘雅二医院	叶孙益	浙江大学医学院附属第一医院
梁 超	江苏省人民医院	易 磊	中南大学湘雅二医院
梁 泉	佛山市第一人民医院	于 超	宁波市医疗中心李惠利医院
刘 辰	北京大学肿瘤医院	虞晨昊	浙江大学医学院附属邵逸夫医院
刘伟鹏	南昌大学第一附属医院	张景良	空军军医大学西京医院
刘子豪	天津医科大学第二医院	赵劲歌	四川大学华西医院
牛保龙	中国人民解放军总医院	郑 闪	中国医学科学院肿瘤医院
曲思凤	山东大学齐鲁医院	钟秋子	北京医院

致谢西安杨森制药有限公司医学事务部提供的技术支持

前言

　　前列腺癌是男性泌尿生殖系统中最常见的恶性肿瘤,按世界卫生组织(WHO)2020 年全球癌症流行病学的数据库(GLOBOCAN)统计,在世界范围内,其发病率在男性所有恶性肿瘤中位居第 2 位,仅次于肺癌。随着信息获取、存储、传输、处理等技术的飞速发展,人类社会已经进入信息时代,而医学大数据及人工智能则成为快速拓展医疗资源、提升诊疗水平的重要手段,并在众多疾病的诊断和治疗中发挥了重要作用。目前,国外已有包括美国的 SEER 多瘤种数据库、欧洲的 ACCENT 结直肠癌数据中心等全球性的肿瘤大数据中心,这些医学大数据平台可以帮助医生总结经验,提升疾病的诊治水平,达到精准治疗的目的。

　　全国商业化医院信息系统的提供商多达百家,导致各医院在数据结构和标准方面存在较大的差异。医院各自存储临床信息资料,相互之间难以实现大数据沟通交流和合作,形成大量的"信息孤岛"。这些信息本是更进一步完善前列腺癌人工智能和大数据研发应用的重要拼图,但受限于当前全球范围内缺乏统一标准的结构化前列腺癌临床信息数据库,始终难以大规模实现这些珍贵信息资源的有效采集、整理和利用。

　　为了有效提高临床信息资源采集质量,同时打破医疗机构之间存在的大数据壁垒,真正实现高质量、结构化临床信息资源的整合利用,助力新时代人工智能大数据前列腺癌临床研究的发展,开展真实世界临床研究,最终实现前列腺癌诊疗水平的提高,由中华医学会泌尿外科学分会联合中国抗癌协会泌尿男生殖系肿瘤专业委员会、中国医师协会泌尿外科医师分会,以中国人民解放军总医院第一医学中心张旭教授、复旦大学附属肿瘤医院叶定伟教授、中国医学科学院肿瘤医院邢念增教授、中山大学孙逸仙纪念医院黄健教授、四川大学华西医院魏强教授、天津医科大学第二医院牛远杰教授等泌尿外科专家和数据搭建专业技术人才为编写团队,编写了本书。这是我们在医学大数据体系建设中的首次尝试,由于编写时间仓促,本数据集内容难免错漏,我们会在将来依据实际应用情况和临床医生的反馈不断对内容进行修订、增补,并对冗余内容进行精简,使其逐渐完善。同时也欢迎各位读者对本数据集提出宝贵意见。让我们站在临床研究的新起点,为前列腺癌诊疗大数据人工智能时代的发展作出努力!

黄健

中山大学孙逸仙纪念医院泌尿外科教授

中华医学会泌尿外科学分会主任委员

2021 年 9 月

目录

一、前列腺癌标准数据集使用说明

1. 数据集说明

　　该标准数据集参考国家电子病历及信息化行业标准、权威指南、术语规范以及高影响因子或高引用率文献,由国内前列腺疾病领域专家牵头,征集各分中心及网络单位的专家学者建议审核制定。该套标准数据集共有 20 个部分,682 个数据元。数据集由相应部分名称、相应部分序号、数据元名称、值域 / 数据类型、数据加工、来源组成。

　　(1) 子模块 / 数据元:每个模块下面包含详细的字段。如"人口学信息"数据模块包含姓名、年龄、民族等多个字段。

　　(2) 值域 / 数据类型:参考主要指南标准,从前列腺癌专家实用性出发的值域作为主要的归一标准。

　　(3) 数据加工:根据数据来源及数据上层加工处理,数据加工主要分为 3 类:①分别直接映射存储规范的数据,如检验数据。②需要通过结构化和归一算法,将大段自然语言处理为标准字段和阈值,并可进行统计分析,如 AJCC 分期 – 临床分期。③同一个患者需要根据多份病历或多次结果,多系统来源数据,有时间逻辑地进行多种形式的关联和复杂逻辑计算,如术后病理来源于手术系统及病理系统,按时间顺序进行换算。数据加工根据每个场地数据源情况改变,如一些表单已存在前结构化表单,后续数据加工方法则更改为直接映射。

　　(4) 来源:主要参考国际国内术语标准如国际疾病分类(ICD)第 10 版,不良事件的通用术语标准(CTCAE)5.0 版等,电子病历基本数据集、电子病历共享文档规范以及国际国内疾病标准指南(如 CUA)等。

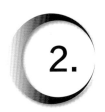

2. 数据集更新机制

　　前列腺癌标准数据集定期根据指南标准、最新文献和专家建议，结合临床和科研设计需求，启用新数据元或弃用失效数据元，或对现有数据元的属性进行更新。包括更新时间、更新版本、修订内容及修订原因。

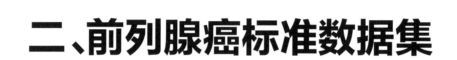

二、前列腺癌标准数据集

1. 人口学信息

序号	数据元名称	值域/数据类型	数据加工	来源
1.1	本人姓名	文本	映射	中华人民共和国卫生部,《卫生信息数据元目录 第3部分:人口学及社会经济学特征》(WS 363.3—2011)
1.2	国籍	GB/T 2659	映射	中华人民共和国卫生部,《卫生信息数据元目录 第3部分:人口学及社会经济学特征》(WS 363.3—2011)
1.3	民族	GB/T 3304	映射	中华人民共和国卫生部,《卫生信息数据元目录 第3部分:人口学及社会经济学特征》(WS 363.3—2011)
1.4	出生日期	YYYY-MM-DD	映射	中华人民共和国卫生部,《卫生信息数据元目录 第3部分:人口学及社会经济学特征》(WS 363.3—2011)
1.5	受教育程度	文本	映射	中华人民共和国卫生部,《卫生信息数据元目录 第3部分:人口学及社会经济学特征》(WS 363.3—2011)
1.6	职业类别	GB/T 6565	映射	中华人民共和国国家卫生和计划生育委员会,《电子病历基本数据集 第1部分:病历概要》(WS 445.1—2014)

序号	数据元名称	值域/数据类型	数据加工	来源
1.7	收入情况	文本	结构化	中华人民共和国卫生部,《卫生信息数据元目录 第3部分:人口学及社会经济学特征》(WS 363.3—2011)
1.8	籍贯省(自治区、直辖市)	GB/T 2260	映射	中华人民共和国国家卫生和计划生育委员会,《电子病历共享文档规范 第32部分:住院病案首页》(WS/T 500.32—2016)
1.9	籍贯市	GB/T 2260	映射	中华人民共和国国家卫生和计划生育委员会,《电子病历共享文档规范 第32部分:住院病案首页》(WS/T 500.32—2016)
1.10	ABO血型	A型,B型,O型,AB型	映射	中华人民共和国卫生部,《卫生信息数据元值域代码 第9部分:实验室检查》(WS 364.9—2011),CV04.50.005ABO血型代码表
1.11	Rh血型	阴性,阳性	映射	中华人民共和国卫生部,《卫生信息数据元值域代码 第9部分:实验室检查》(WS 364.9—2011),CV04.50.020Rh(D)血型代码表
1.12	发病年龄	数字	逻辑计算	中华人民共和国国家卫生和计划生育委员会,《电子病历共享文档规范 第32部分:住院病案首页》(WS/T 500.32—2016)
1.13	住院号	文本	映射	中华人民共和国卫生部,《卫生信息数据元目录 第2部分:标识》(WS 363.2—2011)
1.14	实际住院天数	数字	逻辑计算	中华人民共和国国家卫生和计划生育委员会,《电子病历共享文档规范 第32部分:住院病案首页》(WS/T 500.32—2016)
1.15	婚姻状况	GB/T 2261.2	映射	中华人民共和国卫生部,《卫生信息数据元目录 第3部分:人口学及社会经济学特征》(WS 363.3—2011)
1.16	病案号码	文本	映射	中华人民共和国卫生部,《卫生信息数据元目录 第2部分:标识》(WS 363.2—2011)

序号	数据元名称	值域 / 数据类型	数据加工	来源
1.17	健康卡号	文本	映射	中华人民共和国国家卫生和计划生育委员会,《电子病历共享文档规范 第32部分:住院病案首页》(WS/T 500.32—2016)
1.18	医疗付费方式	文本	映射	中华人民共和国国家卫生和计划生育委员会,《电子病历共享文档规范 第32部分:住院病案首页》(WS/T 500.32—2016)
1.19	联系人姓名	文本	映射	中华人民共和国国家卫生和计划生育委员会,《电子病历共享文档规范 第32部分:住院病案首页》(WS/T 500.32—2016)
1.20	联系人关系	文本	映射	中华人民共和国国家卫生和计划生育委员会,《电子病历共享文档规范 第32部分:住院病案首页》(WS/T 500.32—2016)
1.21	联系人地址	文本	映射	中华人民共和国国家卫生和计划生育委员会,《电子病历共享文档规范 第32部分:住院病案首页》(WS/T 500.32—2016)
1.22	联系人电话	数字	映射	中华人民共和国国家卫生和计划生育委员会,《电子病历共享文档规范 第32部分:住院病案首页》(WS/T 500.32—2016)

2. 就诊信息

序号	数据元名称	值域/数据类型	数据加工	来源
2.1	就诊类型	门诊,急诊,住院	映射	中华人民共和国国家卫生和计划生育委员会,《电子病历共享文档规范 第32部分:住院病案首页》(WS/T 500.32—2016)
2.2	就诊/入院日期	YYYY-MM-DD	映射	中华人民共和国国家卫生和计划生育委员会,《电子病历共享文档规范 第32部分:住院病案首页》(WS/T 500.32—2016)
2.3	就诊/入院科室	文本	映射	中华人民共和国国家卫生和计划生育委员会,《电子病历共享文档规范 第32部分:住院病案首页》(WS/T 500.32—2016)
2.4	入院途径	门诊,急诊,其他医疗机构转入,其他	映射	中华人民共和国国家卫生和计划生育委员会,《电子病历共享文档规范 第32部分:住院病案首页》(WS/T 500.32—2016)
2.5	就诊年龄/岁	数字	映射	中华人民共和国国家卫生和计划生育委员会,《电子病历共享文档规范 第32部分:住院病案首页》(WS/T 500.32—2016)
2.6	主要诊断	文本	映射	中华人民共和国国家卫生和计划生育委员会,《电子病历共享文档规范 第32部分:住院病案首页》(WS/T 500.32—2016)
2.7	主要诊断 ICD-10 名称	文本	映射	International Classification of Diseases,ICD-10

序号	数据元名称	值域/数据类型	数据加工	来源
2.8	主要诊断 ICD-10 编码	文本	映射	International Classification of Diseases, ICD-10
2.9	出院日期	YYYY-MM-DD	映射	中华人民共和国国家卫生和计划生育委员会,《电子病历共享文档规范 第 32 部分:住院病案首页》(WS/T 500.32—2016)
2.10	出院科室	文本	映射	中华人民共和国国家卫生和计划生育委员会,《电子病历共享文档规范 第 32 部分:住院病案首页》(WS/T 500.32—2016)
2.11	离院方式	医嘱离院,医嘱转院,医嘱转社区/乡镇卫生院,非医嘱离院,死亡,其他	映射	中华人民共和国国家卫生和计划生育委员会,《电子病历共享文档规范 第 32 部分:住院病案首页》(WS/T 500.32—2016)
2.12	转归情况	文本	映射	中华人民共和国国家卫生和计划生育委员会,《电子病历共享文档规范 第 32 部分:住院病案首页》(WS/T 500.32—2016)
2.13	住院总费用	数字	映射	中华人民共和国国家卫生和计划生育委员会,《电子病历共享文档规范 第 32 部分:住院病案首页》(WS/T 500.32—2016)
2.14	住院次数	数字	映射	中华人民共和国国家卫生和计划生育委员会,《电子病历共享文档规范 第 32 部分:住院病案首页》(WS/T 500.32—2016)

二、前列腺癌标准数据集

3. 现病史

序号	子模块	数据元名称	值域 / 数据类型	数据加工	来源
3.1		无症状	文本	结构化	《中国泌尿外科和男科疾病诊断治疗指南》(2019 版),第 3 部分: 前列腺癌诊断治疗指南
3.2		下尿路刺激症状:尿频、排尿次数、尿急、夜尿增多、急迫性尿失禁	文本	结构化	《中国泌尿外科和男科疾病诊断治疗指南》(2019 版),第 3 部分: 前列腺癌诊断治疗指南
3.3	前列腺癌相关症状	排尿梗阻症状:排尿困难、排尿等待、尿无力、排尿间歇、尿潴留	文本	结构化	《中国泌尿外科和男科疾病诊断治疗指南》(2019 版),第 3 部分: 前列腺癌诊断治疗指南
3.4		局部侵犯症状:睾丸疼痛、射精痛、血尿、肾功能减退、腰痛、血精、勃起功能障碍、排便困难、肠梗阻	文本	结构化	《中国泌尿外科和男科疾病诊断治疗指南》(2019 版),第 3 部分: 前列腺癌诊断治疗指南
3.5		全身症状:骨痛、病理性骨折、截瘫、贫血(或全血象减少)、下肢水肿、腹膜后纤维化、副瘤综合征、体表包块	文本	结构化	《中国泌尿外科和男科疾病诊断治疗指南》(2019 版),第 3 部分: 前列腺癌诊断治疗指南

序号	子模块	数据元名称	值域/数据类型	数据加工	来源
3.6	首发临床表现	首发临床表现	文本	映射	中华人民共和国国家卫生和计划生育委员会,《电子病历基本数据集 第12部分:入院记录》(WS 445.12—2014)
3.7	住院时间	住院时间	YYYY-MM-DD	逻辑计算(相对时间)	中华人民共和国国家卫生和计划生育委员会,《电子病历基本数据集 第12部分:入院记录》(WS 445.12—2014)
3.8	检查日期	检查日期	YYYY-MM-DD	映射	中华人民共和国国家卫生和计划生育委员会,《电子病历基本数据集 第12部分:入院记录》(WS 445.12—2014)
3.9	诊断方法	直肠指检,前列腺肿瘤标志物,影像评估,穿刺活检	文本	结构化	《中国泌尿外科和男科疾病诊断治疗指南》(2019版),第3部分:前列腺癌诊断治疗指南
3.10	前列腺癌的分期	TNM分期(AJCC,2017年),Gleason分级标准,ISUP分级系统	文本	结构化	《中国泌尿外科和男科疾病诊断治疗指南》(2019版),第3部分:前列腺癌诊断治疗指南
3.11		病理(pT)(AJCC,2017年)	文本	结构化	《中国泌尿外科和男科疾病诊断治疗指南》(2019版),第3部分:前列腺癌诊断治疗指南
3.12	前列腺癌风险分层	极低危,低危,中危,高危,极高危	文本	结构化	《中国泌尿外科和男科疾病诊断治疗指南》(2019版),第3部分:前列腺癌诊断治疗指南

序号	子模块	数据元名称	值域/数据类型	数据加工	来源
3.13		体重改变史	是,否	结构化	中华人民共和国国家卫生和计划生育委员会,《电子病历基本数据集 第12部分:入院记录》(WS 445.12—2014)
3.14	体重	体重改变时间	YYYY–MM–DD	结构化	中华人民共和国国家卫生和计划生育委员会,《电子病历基本数据集 第12部分:入院记录》(WS 445.12—2014)
3.15		体重改变数值	数字	结构化	中华人民共和国国家卫生和计划生育委员会,《电子病历基本数据集 第12部分:入院记录》(WS 445.12—2014)

4. 既往史

序号	数据元名称	值域 / 数据类型	数据加工	来源
4.1	手术史	是,否	结构化	中华人民共和国国家卫生和计划生育委员会,《电子病历基本数据集 第12部分:入院记录》(WS 445.12—2014)
4.2	手术时间	YYYY-MM-DD	逻辑计算(多个手术史)	中华人民共和国国家卫生和计划生育委员会,《电子病历基本数据集 第12部分:入院记录》(WS 445.12—2014)
4.3	手术名称	文本	结构化	中华人民共和国国家卫生和计划生育委员会,《电子病历基本数据集 第12部分:入院记录》(WS 445.12—2014)
4.4	病理组织来源	文本	结构化	中华人民共和国国家卫生和计划生育委员会,《电子病历基本数据集 第12部分:入院记录》(WS 445.12—2014)

序号	数据元名称	值域 / 数据类型	数据加工	来源
4.5	病理类型	腺癌(腺泡腺癌),导管内癌,导管腺癌,尿路上皮癌,鳞状细胞癌,基底细胞癌及神经内分泌肿瘤	结构化	WHO,《泌尿系统及男性生殖器官肿瘤病理学和遗传学》(2016 版)
4.6	病理分级	Gleason 评分标准: 1 级:单个的分化良好的腺体密集排列,形成界限清楚的结节; 2 级:单个的分化良好的腺体较疏松排列,形成界限较清楚的结节(可伴微小浸润); 3 级:分散、独立的分化良好的腺体; 4 级:分化不良、融合的或筛状(包括肾小球样结构)的腺体; 5 级:缺乏腺性分化(片状、条索状、线状、实性、单个细胞)和 / 或坏死(乳头 / 筛状 / 实性伴坏死)	结构化	《中国泌尿外科和男科疾病诊断治疗指南》(2019 版),第 3 部分:前列腺癌诊断治疗指南
4.7	前列腺癌分级分组	分级分组 1:Gleason 评分 ≥ 6,仅由单个分离的,形态完好的腺体组成; 分级分组 2:Gleason 评分 3+4=7,主要由形态完好的腺体组成,伴有较少的形态发育不良腺体 / 融合腺体 / 筛状腺体; 分级分组 3:Gleason 评分 4+3=7,主要由发育不良的腺体 / 融合腺体 / 筛状腺体组成,伴少量形态完好的腺体; 分级分组 4:Gleason 评分 4+4=8,3+5=8,5+3=8,仅由发育不良的腺体 / 融合腺体 / 筛状腺体组成;或者以形态完好的腺体为主,伴少量缺乏腺体分化的成分组成;或者以缺少腺体分化的成分为主,伴少量形态完好的腺体组成; 分级分组 5:缺乏腺体形成结构(或伴坏死),伴或不伴腺体形态发育不良或融合腺体或筛状腺体	结构化	《中国泌尿外科和男科疾病诊断治疗指南》(2019 版),第 3 部分:前列腺癌诊断治疗指南

序号	数据元名称	值域 / 数据类型	数据加工	来源
4.8	既往疾病	是,否(传染病、糖尿病、高血压、泌尿系统疾病、心血管疾病、呼吸系统疾病、消化系统疾病、免疫系统疾病、其他疾病,其他)	结构化	International Classification of Diseases,ICD-10
4.9	既往疾病患病时长	文本(糖尿病患病时长、高血压患病时长、心血管疾病患病时长,其他)	结构化	中华人民共和国国家卫生和计划生育委员会,《电子病历基本数据集 第12部分:入院记录》(WS 445.12—2014)
4.10	既往杂症	是,否	结构化	中华人民共和国国家卫生和计划生育委员会,《电子病历基本数据集 第12部分:入院记录》(WS 445.12—2014)
4.11	过敏史	是,否	结构化	中华人民共和国国家卫生和计划生育委员会,《电子病历基本数据集 第12部分:入院记录》(WS 445.12—2014)
4.12	过敏原名称	病案系统过敏物编码	映射	中华人民共和国国家卫生和计划生育委员会,《电子病历基本数据集 第12部分:入院记录》(WS 445.12—2014)
4.13	输血史	是,否	结构化	中华人民共和国国家卫生和计划生育委员会,《电子病历基本数据集 第12部分:入院记录》(WS 445.12—2014)

序号	数据元名称	值域 / 数据类型	数据加工	来源
4.14	输血反应	是,否	结构化	中华人民共和国国家卫生和计划生育委员会,《电子病历基本数据集 第 12 部分:入院记录》(WS 445.12—2014)
4.15	输血成分	文本	映射	中华人民共和国国家卫生和计划生育委员会,《电子病历基本数据集 第 12 部分:入院记录》(WS 445.12—2014)

5. 个人史

序号	数据元名称	值域／数据类型	数据加工	来源
5.1	个人史	是,否	结构化	中华人民共和国国家卫生和计划生育委员会,《电子病历基本数据集第12部分:入院记录》(WS 445.12—2014)
5.2	检查日期	YYYY-MM-DD	映射	中华人民共和国国家卫生和计划生育委员会,《电子病历基本数据集第12部分:入院记录》(WS 445.12—2014)
5.3	疫区接触史	是,否	结构化	中华人民共和国国家卫生和计划生育委员会,《电子病历基本数据集第12部分:入院记录》(WS 445.12—2014)
5.4	放射性物质接触史	是,否	结构化	中华人民共和国国家卫生和计划生育委员会,《电子病历基本数据集第12部分:入院记录》(WS 445.12—2014)
5.5	化学毒物接触史	是,否	结构化	中华人民共和国国家卫生和计划生育委员会,《电子病历基本数据集第12部分:入院记录》(WS 445.12—2014)
5.6	吸烟	是,否	结构化	中华人民共和国国家卫生和计划生育委员会,《电子病历基本数据集第12部分:入院记录》(WS 445.12—2014)

二、前列腺癌标准数据集

序号	数据元名称	值域/数据类型	数据加工	来源
5.7	日吸烟量/支	数字	结构化	中华人民共和国国家卫生和计划生育委员会,《电子病历基本数据集 第12部分:入院记录》(WS 445.12—2014)
5.8	烟龄/年	数字	结构化	中华人民共和国国家卫生和计划生育委员会,《电子病历基本数据集 第12部分:入院记录》(WS 445.12—2014)
5.9	戒烟	是,否	结构化	中华人民共和国国家卫生和计划生育委员会,《电子病历基本数据集 第12部分:入院记录》(WS 445.12—2014)
5.10	戒烟年数	数字	结构化	中华人民共和国国家卫生和计划生育委员会,《电子病历基本数据集 第12部分:入院记录》(WS 445.12—2014)
5.11	饮酒	是,否	结构化	中华人民共和国卫生部,《卫生信息数据元目录 第5部分:健康危险因素》(WS 363.5—2011)
5.12	饮酒种类	白酒(≥42%vol、<42%vol)、啤酒、红酒、黄酒,其他	结构化	中华人民共和国卫生部,《卫生信息数据元目录 第5部分:健康危险因素》(WS 363.5—2011)
5.13	日饮酒量/克	数字	结构化	中华人民共和国卫生部,《卫生信息数据元目录 第5部分:健康危险因素》(WS 363.5—2011)
5.14	酒龄/年	数字	结构化	中华人民共和国卫生部,《卫生信息数据元目录 第5部分:健康危险因素》(WS 363.5—2011)
5.15	戒酒	是,否	结构化	中华人民共和国卫生部,《卫生信息数据元目录 第5部分:健康危险因素》(WS 363.5—2011)
5.16	戒酒年数	数字	结构化	中华人民共和国卫生部,《卫生信息数据元目录 第5部分:健康危险因素》(WS 363.5—2011)

序号	数据元名称	值域 / 数据类型	数据加工	来源
5.17	饮食习惯	荤素均衡,荤食为主,素食为主,嗜盐,嗜油,嗜糖	结构化	中华人民共和国卫生部,《卫生信息数据元目录 第 5 部分:健康危险因素》(WS 363.5—2011)
5.18	饮食偏好时长 / 年	数字	结构化	中华人民共和国国家卫生和计划生育委员会,《电子病历基本数据集 第 12 部分:入院记录》(WS 445.12—2014)
5.19	冶游史	是,否	结构化	《中国泌尿外科和男科疾病诊断治疗指南》(2019 版),第 3 部分:前列腺癌诊断治疗指南

二、前列腺癌标准数据集

6. 家族史

序号	数据元名称	值域/数据类型	数据加工	来源
6.1	家族疾病名称	文本	结构化	International Classification of Diseases,ICD–10
6.2	家族疾病亲属关系	文本	结构化	中华人民共和国国家卫生和计划生育委员会,《电子病历基本数据集 第 12 部分：入院记录》（WS 445.12—2014）
6.3	肿瘤家族史	是,否	结构化	中华人民共和国国家卫生和计划生育委员会,《电子病历基本数据集 第 12 部分：入院记录》（WS 445.12—2014）
6.4	家族肿瘤名称	前列腺癌、结直肠癌、泌尿系统肿瘤、神经系统肿瘤、血液淋巴系统肿瘤、皮肤肿瘤、小肠癌、食管癌、胰腺癌,其他	结构化	International Classification of Diseases,ICD–10
6.5	家族肿瘤亲属关系	一级亲属肿瘤,二级亲属肿瘤,三级亲属肿瘤	结构化	中华人民共和国国家卫生和计划生育委员会,《电子病历基本数据集 第 12 部分：入院记录》（WS 445.12—2014）
6.6	肿瘤家属患病年龄	数字	结构化	中华人民共和国国家卫生和计划生育委员会,《电子病历基本数据集 第 12 部分：入院记录》（WS 445.12—2014）

序号	数据元名称	值域 / 数据类型	数据加工	来源
6.7	遗传病家族史	是,否	结构化	中华人民共和国国家卫生和计划生育委员会,《电子病历基本数据集 第 12 部分：入院记录》(WS 445.12—2014)
6.8	遗传病疾病名称	文本	结构化	International Classification of Diseases, ICD-10
6.9	遗传病患病年龄	数字	结构化	中华人民共和国国家卫生和计划生育委员会,《电子病历基本数据集 第 12 部分：入院记录》(WS 445.12—2014)
6.10	遗传病亲属关系	文本	结构化	中华人民共和国国家卫生和计划生育委员会,《电子病历基本数据集 第 12 部分：入院记录》(WS 445.12—2014)

7. 体格检查

序号	数据元名称	值域 / 数据类型	数据加工	来源
7.1	检查日期	YYYY–MM–DD	映射	中华人民共和国国家卫生和计划生育委员会,《电子病历基本数据集 第12部分:入院记录》(WS 445.12—2014)
7.2	身高	数字	结构化	中华人民共和国国家卫生和计划生育委员会,《电子病历基本数据集 第12部分:入院记录》(WS 445.12—2014)
7.3	体重	数字	结构化	中华人民共和国国家卫生和计划生育委员会,《电子病历基本数据集 第12部分:入院记录》(WS 445.12—2014)
7.4	体重指数(BMI)	数字	逻辑计算	中华人民共和国国家卫生和计划生育委员会,《电子病历基本数据集 第12部分:入院记录》(WS 445.12—2014)
7.5	体表面积(BSA)	数字	逻辑计算	中华人民共和国国家卫生和计划生育委员会,《电子病历基本数据集 第12部分:入院记录》(WS 445.12—2014)

序号	数据元名称	值域/数据类型	数据加工	来源
7.6	舒张压	数字	结构化	中华人民共和国国家卫生和计划生育委员会,《电子病历基本数据集 第12部分:入院记录》(WS 445.12—2014)
7.7	收缩压	数字	结构化	中华人民共和国国家卫生和计划生育委员会,《电子病历基本数据集 第12部分:入院记录》(WS 445.12—2014),
7.8	体温	数字	结构化	中华人民共和国国家卫生和计划生育委员会,《电子病历基本数据集 第12部分:入院记录》(WS 445.12—2014)
7.9	脉搏	数字	结构化	中华人民共和国国家卫生和计划生育委员会,《电子病历基本数据集 第12部分:入院记录》(WS 445.12—2014)
7.10	呼吸	数字	结构化	中华人民共和国国家卫生和计划生育委员会,《电子病历基本数据集 第12部分:入院记录》(WS 445.12—2014)
7.11	心率	数字	结构化	中华人民共和国国家卫生和计划生育委员会,《电子病历基本数据集 第12部分:入院记录》(WS 445.12—2014)
7.12	整体外观	文本	结构化	中华人民共和国国家卫生和计划生育委员会,《电子病历基本数据集 第12部分:入院记录》(WS 445.12—2014)
7.13	皮肤	文本	结构化	中华人民共和国国家卫生和计划生育委员会,《电子病历基本数据集 第12部分:入院记录》(WS 445.12—2014)

序号	数据元名称	值域/数据类型	数据加工	来源
7.14	肺部	文本	结构化	中华人民共和国国家卫生和计划生育委员会,《电子病历基本数据集 第12部分:入院记录》(WS 445.12—2014)
7.15	心脏	文本	结构化	中华人民共和国国家卫生和计划生育委员会,《电子病历基本数据集 第12部分:入院记录》(WS 445.12—2014)
7.16	腹部	文本	结构化	中华人民共和国国家卫生和计划生育委员会,《电子病历基本数据集 第12部分:入院记录》(WS 445.12—2014)
7.17	四肢	文本	结构化	中华人民共和国国家卫生和计划生育委员会,《电子病历基本数据集 第12部分:入院记录》(WS 445.12—2014)
7.18	肌肉骨骼	文本	结构化	中华人民共和国国家卫生和计划生育委员会,《电子病历基本数据集 第12部分:入院记录》(WS 445.12—2014)
7.19	泌尿系统	文本	结构化	《中国泌尿外科和男科疾病诊断治疗指南》(2019版),第3部分:前列腺癌诊断治疗指南
7.20	消化系统	文本	结构化	《中国泌尿外科和男科疾病诊断治疗指南》(2019版),第3部分:前列腺癌诊断治疗指南
7.21	其他	文本	结构化	

序号	数据元名称	值域 / 数据类型	数据加工	来源
7.22	ECOG 评分	0、1、2、3、4、5； 0 : 活动能力完全正常, 与起病前活动能力无任何差异； 1 : 能自由走动及从事轻体力活动, 包括一般家务或办公室工作, 但不能从事较重的体力活动； 2 : 能自由走动及生活自理, 但已丧失工作能力, 日间不少于一半时间可以起床活动； 3 : 生活仅能部分自理, 日间一半以上时间卧床或坐轮椅； 4 : 卧床不起, 生活不能自理； 5 : 死亡	结构化	ECOG 评分

二、前列腺癌标准数据集

8. 实验室检验

序号	数据元名称	值域/数据类型	数据加工	来源
8.1	检验日期	YYYY-MM-DD	映射	中华人民共和国国家卫生和计划生育委员会,《电子病历基本数据集 第4部分:检查检验记录》(WS 445.4—2014)
8.2	检验项目名称	观测指标标识符逻辑命名与编码系统(LOINC)	映射	中华人民共和国国家卫生和计划生育委员会,《电子病历基本数据集 第4部分:检查检验记录》(WS 445.4—2014)
8.3	检验定性结果	文本	映射	中华人民共和国国家卫生和计划生育委员会,《电子病历基本数据集 第4部分:检查检验记录》(WS 445.4—2014)
8.4	检验定量结果	数字	映射	中华人民共和国国家卫生和计划生育委员会,《电子病历基本数据集 第4部分:检查检验记录》(WS 445.4—2014)
8.5	检验定量结果单位	文本	映射	中华人民共和国国家卫生和计划生育委员会,《电子病历基本数据集 第4部分:检查检验记录》(WS 445.4—2014)
8.6	检验结论	文本	映射	中华人民共和国国家卫生和计划生育委员会,《电子病历基本数据集 第4部分:检查检验记录》(WS 445.4—2014)

序号	数据元名称	值域 / 数据类型	数据加工	来源
8.7		白细胞计数（WBC）	映射	中华人民共和国国家卫生和计划生育委员会,《电子病历基本数据集 第 4 部分: 检查检验记录》（WS 445.4—2014）
8.8		红细胞计数（RBC）	映射	中华人民共和国国家卫生和计划生育委员会,《电子病历基本数据集 第 4 部分: 检查检验记录》（WS 445.4—2014）
8.9		血红蛋白（HGB）	映射	中华人民共和国国家卫生和计划生育委员会,《电子病历基本数据集 第 4 部分: 检查检验记录》（WS 445.4—2014）
8.10		血小板（PLT）	映射	中华人民共和国国家卫生和计划生育委员会,《电子病历基本数据集 第 4 部分: 检查检验记录》（WS 445.4—2014）
8.11		中性粒细胞绝对值（NEUT#）	映射	中华人民共和国国家卫生和计划生育委员会,《电子病历基本数据集 第 4 部分: 检查检验记录》（WS 445.4—2014）
8.12	血常规	中性粒细胞百分比（NEUT%）	映射	中华人民共和国国家卫生和计划生育委员会,《电子病历基本数据集 第 4 部分: 检查检验记录》（WS 445.4—2014）
8.13		淋巴细胞绝对值（LY#）	映射	中华人民共和国国家卫生和计划生育委员会,《电子病历基本数据集 第 4 部分: 检查检验记录》（WS 445.4—2014）
8.14		淋巴细胞百分比（LY%）	映射	中华人民共和国国家卫生和计划生育委员会,《电子病历基本数据集 第 4 部分: 检查检验记录》（WS 445.4—2014）
8.15		单核细胞绝对值（MONO#）	映射	中华人民共和国国家卫生和计划生育委员会,《电子病历基本数据集 第 4 部分: 检查检验记录》（WS 445.4—2014）
8.16		单核细胞百分比（MONO%）	映射	中华人民共和国国家卫生和计划生育委员会,《电子病历基本数据集 第 4 部分: 检查检验记录》（WS 445.4—2014）

序号	数据元名称	值域 / 数据类型	数据加工	来源
8.17		平均红细胞体积（MCV）	映射	中华人民共和国国家卫生和计划生育委员会,《电子病历基本数据集 第4部分:检查检验记录》(WS 445.4—2014)
8.18		平均红细胞血红蛋白含量（MCH）	映射	中华人民共和国国家卫生和计划生育委员会,《电子病历基本数据集 第4部分:检查检验记录》(WS 445.4—2014)
8.19		平均红细胞血红蛋白浓度（MCHC）	映射	中华人民共和国国家卫生和计划生育委员会,《电子病历基本数据集 第4部分:检查检验记录》(WS 445.4—2014)
8.20		嗜酸性粒细胞绝对值（EO#）	映射	中华人民共和国国家卫生和计划生育委员会,《电子病历基本数据集 第4部分:检查检验记录》(WS 445.4—2014)
8.21		嗜酸性粒细胞百分比（EO%）	映射	中华人民共和国国家卫生和计划生育委员会,《电子病历基本数据集 第4部分:检查检验记录》(WS 445.4—2014)
8.22	血常规	嗜碱性粒细胞绝对值（BASO#）	映射	中华人民共和国国家卫生和计划生育委员会,《电子病历基本数据集 第4部分:检查检验记录》(WS 445.4—2014)
8.23		嗜碱性粒细胞百分比（BASO%）	映射	中华人民共和国国家卫生和计划生育委员会,《电子病历基本数据集 第4部分:检查检验记录》(WS 445.4—2014)
8.24		红细胞体积分布宽度（RDW–CV）	映射	中华人民共和国国家卫生和计划生育委员会,《电子病历基本数据集 第4部分:检查检验记录》(WS 445.4—2014)
8.25		红细胞分布宽度（RDW–SD）	映射	中华人民共和国国家卫生和计划生育委员会,《电子病历基本数据集 第4部分:检查检验记录》(WS 445.4—2014)
8.26		血小板分布宽度（PDW）	映射	中华人民共和国国家卫生和计划生育委员会,《电子病历基本数据集 第4部分:检查检验记录》(WS 445.4—2014)

序号	数据元名称	值域 / 数据类型	数据加工	来源
8.27		平均血小板体积(MPV)	映射	中华人民共和国国家卫生和计划生育委员会,《电子病历基本数据集 第4部分:检查检验记录》(WS 445.4—2014)
8.28		大血小板比率(P-LCR)	映射	中华人民共和国国家卫生和计划生育委员会,《电子病历基本数据集 第4部分:检查检验记录》(WS 445.4—2014)
8.29		红细胞比容(HT)	映射	中华人民共和国国家卫生和计划生育委员会,《电子病历基本数据集 第4部分:检查检验记录》(WS 445.4—2014)
8.30	血常规	红细胞压积(PCV)	映射	中华人民共和国国家卫生和计划生育委员会,《电子病历基本数据集 第4部分:检查检验记录》(WS 445.4—2014)
8.31		淋巴细胞百分比(LY%)	映射	中华人民共和国国家卫生和计划生育委员会,《电子病历基本数据集 第4部分:检查检验记录》(WS 445.4—2014)
8.32		血小板压积(PCT)	映射	中华人民共和国国家卫生和计划生育委员会,《电子病历基本数据集 第4部分:检查检验记录》(WS 445.4—2014)
8.33		尿蛋白(PRO)	映射	中华人民共和国国家卫生和计划生育委员会,《电子病历基本数据集 第4部分:检查检验记录》(WS 445.4—2014)
8.34		酸碱度(pH)	映射	中华人民共和国国家卫生和计划生育委员会,《电子病历基本数据集 第4部分:检查检验记录》(WS 445.4—2014)
8.35	尿常规	比重测定(SG)	映射	中华人民共和国国家卫生和计划生育委员会,《电子病历基本数据集 第4部分:检查检验记录》(WS 445.4—2014)
8.36		白细胞(WBC,尿流式)	映射	中华人民共和国国家卫生和计划生育委员会,《电子病历基本数据集 第4部分:检查检验记录》(WS 445.4—2014)

二、前列腺癌标准数据集

序号	数据元名称	值域/数据类型	数据加工	来源
8.37		尿糖(GLU)	映射	中华人民共和国国家卫生和计划生育委员会,《电子病历基本数据集 第4部分:检查检验记录》(WS 445.4—2014)
8.38		尿酮体(KET)	映射	中华人民共和国国家卫生和计划生育委员会,《电子病历基本数据集 第4部分:检查检验记录》(WS 445.4—2014)
8.39		尿胆原(URO)	映射	中华人民共和国国家卫生和计划生育委员会,《电子病历基本数据集 第4部分:检查检验记录》(WS 445.4—2014)
8.40		尿胆红素(BIL)	映射	中华人民共和国国家卫生和计划生育委员会,《电子病历基本数据集 第4部分:检查检验记录》(WS 445.4—2014)
8.41		红细胞(RBC)	映射	中华人民共和国国家卫生和计划生育委员会,《电子病历基本数据集 第4部分:检查检验记录》(WS 445.4—2014)
8.42	尿常规	白细胞(LEU,干化学)	映射	中华人民共和国国家卫生和计划生育委员会,《电子病历基本数据集 第4部分:检查检验记录》(WS 445.4—2014)
8.43		尿蛋白定性试验(PRO)	映射	中华人民共和国国家卫生和计划生育委员会,《电子病历基本数据集 第4部分:检查检验记录》(WS 445.4—2014)
8.44		尿蛋白定量(PRO)	映射	中华人民共和国国家卫生和计划生育委员会,《电子病历基本数据集 第4部分:检查检验记录》(WS 445.4—2014)
8.45		尿胆原定性试验(URO)	映射	中华人民共和国国家卫生和计划生育委员会,《电子病历基本数据集 第4部分:检查检验记录》(WS 445.4—2014)
8.46		上皮细胞	映射	中华人民共和国国家卫生和计划生育委员会,《电子病历基本数据集 第4部分:检查检验记录》(WS 445.4—2014)

序号	数据元名称	值域/数据类型	数据加工	来源
8.47		葡萄糖(GLU)	映射	中华人民共和国国家卫生和计划生育委员会,《电子病历基本数据集 第4部分:检查检验记录》(WS 445.4—2014)
8.48		乳酸脱氢酶(LD)	映射	中华人民共和国国家卫生和计划生育委员会,《电子病历基本数据集 第4部分:检查检验记录》(WS 445.4—2014)
8.49		天门冬氨基转移酶(AST)	映射	中华人民共和国国家卫生和计划生育委员会,《电子病历基本数据集 第4部分:检查检验记录》(WS 445.4—2014)
8.50		丙氨酸转氨酶(ALT)	映射	中华人民共和国国家卫生和计划生育委员会,《电子病历基本数据集 第4部分:检查检验记录》(WS 445.4—2014)
8.51		总胆红素(T-bil)	映射	中华人民共和国国家卫生和计划生育委员会,《电子病历基本数据集 第4部分:检查检验记录》(WS 445.4—2014)
8.52	生化检查	直接胆红素(D-bil)	映射	中华人民共和国国家卫生和计划生育委员会,《电子病历基本数据集 第4部分:检查检验记录》(WS 445.4—2014)
8.53		间接胆红素(I-bil)	映射	中华人民共和国国家卫生和计划生育委员会,《电子病历基本数据集 第4部分:检查检验记录》(WS 445.4—2014)
8.54		碱性磷酸酶(ALP)	映射	中华人民共和国国家卫生和计划生育委员会,《电子病历基本数据集 第4部分:检查检验记录》(WS 445.4—2014)
8.55		谷氨酰基转移酶(r-GT)	映射	中华人民共和国国家卫生和计划生育委员会,《电子病历基本数据集 第4部分:检查检验记录》(WS 445.4—2014)
8.56		总蛋白(TP)	映射	中华人民共和国国家卫生和计划生育委员会,《电子病历基本数据集 第4部分:检查检验记录》(WS 445.4—2014)

二、前列腺癌标准数据集

序号	数据元名称	值域/数据类型	数据加工	来源
8.57		白蛋白(ALB)	映射	中华人民共和国国家卫生和计划生育委员会,《电子病历基本数据集 第4部分:检查检验记录》(WS 445.4—2014)
8.58		钾(K)	映射	中华人民共和国国家卫生和计划生育委员会,《电子病历基本数据集 第4部分:检查检验记录》(WS 445.4—2014)
8.59		钠(Na)	映射	中华人民共和国国家卫生和计划生育委员会,《电子病历基本数据集 第4部分:检查检验记录》(WS 445.4—2014)
8.60		氯(Cl)	映射	中华人民共和国国家卫生和计划生育委员会,《电子病历基本数据集 第4部分:检查检验记录》(WS 445.4—2014)
8.61		钙(Ca)	映射	中华人民共和国国家卫生和计划生育委员会,《电子病历基本数据集 第4部分:检查检验记录》(WS 445.4—2014)
8.62	生化检查	磷(P)	映射	中华人民共和国国家卫生和计划生育委员会,《电子病历基本数据集 第4部分:检查检验记录》(WS 445.4—2014)
8.63		肌酐(Cr)	映射	中华人民共和国国家卫生和计划生育委员会,《电子病历基本数据集 第4部分:检查检验记录》(WS 445.4—2014)
8.64		尿素(UREA)	映射	中华人民共和国国家卫生和计划生育委员会,《电子病历基本数据集 第4部分:检查检验记录》(WS 445.4—2014)
8.65		尿酸(UA)	映射	中华人民共和国国家卫生和计划生育委员会,《电子病历基本数据集 第4部分:检查检验记录》(WS 445.4—2014)
8.66		总胆固醇(TC)	映射	中华人民共和国国家卫生和计划生育委员会,《电子病历基本数据集 第4部分:检查检验记录》(WS 445.4—2014)

序号	数据元名称	值域/数据类型	数据加工	来源
8.67		高密度脂蛋白胆固醇(HDL-C)	映射	中华人民共和国国家卫生和计划生育委员会,《电子病历基本数据集 第4部分:检查检验记录》(WS 445.4—2014)
8.68		低密度脂蛋白胆固醇(LDL-C)	映射	中华人民共和国国家卫生和计划生育委员会,《电子病历基本数据集 第4部分:检查检验记录》(WS 445.4—2014)
8.69	生化检查	甘油三酯(TG)	映射	中华人民共和国国家卫生和计划生育委员会,《电子病历基本数据集 第4部分:检查检验记录》(WS 445.4—2014)
8.70		糖化血红蛋白(HbA1c)	映射	中华人民共和国国家卫生和计划生育委员会,《电子病历基本数据集 第4部分:检查检验记录》(WS 445.4—2014)
8.71		C-反应蛋白(CRP)	映射	中华人民共和国国家卫生和计划生育委员会,《电子病历基本数据集 第4部分:检查检验记录》(WS 445.4—2014)
8.72		二氧化碳结合力(CO_2CP)	映射	中华人民共和国国家卫生和计划生育委员会,《电子病历基本数据集 第4部分:检查检验记录》(WS 445.4—2014)
8.73		凝血酶原时间(PT)	映射	中华人民共和国国家卫生和计划生育委员会,《电子病历基本数据集 第4部分:检查检验记录》(WS 445.4—2014)
8.74	凝血	活化部分凝血活酶时间(APTT)	映射	中华人民共和国国家卫生和计划生育委员会,《电子病历基本数据集 第4部分:检查检验记录》(WS 445.4—2014)
8.75		凝血酶时间(TT)	映射	中华人民共和国国家卫生和计划生育委员会,《电子病历基本数据集 第4部分:检查检验记录》(WS 445.4—2014)
8.76		纤维蛋白原测定(FIB)	映射	中华人民共和国国家卫生和计划生育委员会,《电子病历基本数据集 第4部分:检查检验记录》(WS 445.4—2014)

二、前列腺癌标准数据集

序号	数据元名称	值域／数据类型	数据加工	来源
8.77	凝血	凝血酶原国际标准化比率（INR）	映射	中华人民共和国国家卫生和计划生育委员会，《电子病历基本数据集 第4部分：检查检验记录》（WS 445.4—2014）
8.78		乙型肝炎表面抗原定性（HBsAg测定）	映射	中华人民共和国国家卫生和计划生育委员会，《电子病历基本数据集 第4部分：检查检验记录》（WS 445.4—2014）
8.79		乙型肝炎表面抗原定量（HBsAg测定）	映射	中华人民共和国国家卫生和计划生育委员会，《电子病历基本数据集 第4部分：检查检验记录》（WS 445.4—2014）
8.80		乙型肝炎e抗体定性（HBeAb测定）	映射	中华人民共和国国家卫生和计划生育委员会，《电子病历基本数据集 第4部分：检查检验记录》（WS 445.4—2014）
8.81		乙型肝炎e抗原定性（HBeAg测定）	映射	中华人民共和国国家卫生和计划生育委员会，《电子病历基本数据集 第4部分：检查检验记录》（WS 445.4—2014）
8.82	病毒学相关检查	乙型肝炎核心抗体定性（HBcAb测定）	映射	中华人民共和国国家卫生和计划生育委员会，《电子病历基本数据集 第4部分：检查检验记录》（WS 445.4—2014）
8.83		乙型肝炎表面抗体定性（HBsAb测定）	映射	中华人民共和国国家卫生和计划生育委员会，《电子病历基本数据集 第4部分：检查检验记录》（WS 445.4—2014）
8.84		EB病毒（VCA–IgA抗体测定）	映射	中华人民共和国国家卫生和计划生育委员会，《电子病历基本数据集 第4部分：检查检验记录》（WS 445.4—2014）
8.85		EB病毒（早期抗体 EA–IgA测定）	映射	中华人民共和国国家卫生和计划生育委员会，《电子病历基本数据集 第4部分：检查检验记录》（WS 445.4—2014）
8.86		核抗原1（抗体IgA测定）	映射	中华人民共和国国家卫生和计划生育委员会，《电子病历基本数据集 第4部分：检查检验记录》（WS 445.4—2014）

序号	数据元名称	值域/数据类型	数据加工	来源
8.87		EB 病毒（Zta–IgA 测定）	映射	中华人民共和国国家卫生和计划生育委员会，《电子病历基本数据集 第 4 部分：检查检验记录》（WS 445.4—2014）
8.88	病毒学相关检查	Rta–IgG	映射	中华人民共和国国家卫生和计划生育委员会，《电子病历基本数据集 第 4 部分：检查检验记录》（WS 445.4—2014）
8.89		丙型肝炎抗体抗 HCV 测定	映射	中华人民共和国国家卫生和计划生育委员会，《电子病历基本数据集 第 4 部分：检查检验记录》（WS 445.4—2014）
8.90		EB 病毒（VCA–IgG 抗体）	映射	中华人民共和国国家卫生和计划生育委员会，《电子病历基本数据集 第 4 部分：检查检验记录》（WS 445.4—2014）
8.91		血清总 PSA	映射	《中国泌尿外科和男科疾病诊断治疗指南》（2019 版），第 3 部分：前列腺癌诊断治疗指南
8.92	血清总前列腺特异性抗原（PSA）及其衍生物指标	游离 PSA	映射	《中国泌尿外科和男科疾病诊断治疗指南》（2019 版），第 3 部分：前列腺癌诊断治疗指南
8.93		PSA 密度	映射	《中国泌尿外科和男科疾病诊断治疗指南》（2019 版），第 3 部分：前列腺癌诊断治疗指南
8.94		激肽释放酶样多肽酶（hK2）	映射	《中国泌尿外科和男科疾病诊断治疗指南》（2019 版），第 3 部分：前列腺癌诊断治疗指南
8.95	其他血清标志物	前列腺健康指数（PHI）	映射	《中国泌尿外科和男科疾病诊断治疗指南》（2019 版），第 3 部分：前列腺癌诊断治疗指南
8.96		PSA 异构体（p2PSA）	映射	《中国泌尿外科和男科疾病诊断治疗指南》（2019 版），第 3 部分：前列腺癌诊断治疗指南

二、前列腺癌标准数据集

序号	数据元名称	值域/数据类型	数据加工	来源
8.97	其他血清标志物	4 种激肽释放酶分数(4K score)	映射	《中国泌尿外科和男科疾病诊断治疗指南》(2019 版),第 3 部分:前列腺癌诊断治疗指南
8.98	尿液检测标志物	PCA3	映射	《中国泌尿外科和男科疾病诊断治疗指南》(2019 版),第 3 部分:前列腺癌诊断治疗指南
8.99	睾酮检测	文本	映射	《中国泌尿外科和男科疾病诊断治疗指南》(2019 版),第 3 部分:前列腺癌诊断治疗指南

9. 影像学检查

序号	子模块	数据元名称	值域／数据类型	数据加工	来源
9.1		检查日期	YYYY-MM-DD	映射	《中国泌尿外科和男科疾病诊断治疗指南》(2019版),第3部分:前列腺癌诊断治疗指南
9.2		检查名称	文本	映射	《中国泌尿外科和男科疾病诊断治疗指南》(2019版),第3部分:前列腺癌诊断治疗指南
9.3	超声(US)检查	检查方式／途径	经腹、经直肠	文本	《中国泌尿外科和男科疾病诊断治疗指南》(2019版),第3部分:前列腺癌诊断治疗指南
9.4		检查部位	文本	映射	《中国泌尿外科和男科疾病诊断治疗指南》(2019版),第3部分:前列腺癌诊断治疗指南
9.5		肿瘤部位	文本	结构化	ICD-O-3(国际疾病分类肿瘤学专辑第3版),topography(肿瘤范围)
9.6		转移部位	文本	结构化	ICD-O-3(国际疾病分类肿瘤学专辑第3版),topography(肿瘤范围)

二、前列腺癌标准数据集

序号	子模块	数据元名称	值域/数据类型	数据加工	来源
9.7	超声(US)检查	复发	是,否	结构化	《中国泌尿外科和男科疾病诊断治疗指南》(2019版),第3部分:前列腺癌诊断治疗指南
9.8		肿瘤大小	数字	结构化	《中国泌尿外科和男科疾病诊断治疗指南》(2019版),第3部分:前列腺癌诊断治疗指南
9.9	磁共振成像(MRI)检查	检查日期	YYYY-MM-DD	映射	《中国泌尿外科和男科疾病诊断治疗指南》(2019版),第3部分:前列腺癌诊断治疗指南
9.10		检查名称	文本	映射	《中国泌尿外科和男科疾病诊断治疗指南》(2019版),第3部分:前列腺癌诊断治疗指南
9.11		检查部位	文本	映射	《中国泌尿外科和男科疾病诊断治疗指南》(2019版),第3部分:前列腺癌诊断治疗指南
9.12		扫描类型	文本	映射	《中国泌尿外科和男科疾病诊断治疗指南》(2019版),第3部分:前列腺癌诊断治疗指南
9.13		肿瘤部位	文本	结构化	ICD-O-3,topography
9.14		肿瘤大小	数字	结构化	《中国泌尿外科和男科疾病诊断治疗指南》(2019版),第3部分:前列腺癌诊断治疗指南
9.15		肿瘤信号特点	T_2WI/FS、DWI、ADC、增强	结构化	《中国泌尿外科和男科疾病诊断治疗指南》(2019版),第3部分:前列腺癌诊断治疗指南
9.16		肿瘤侵犯范围	侵犯包膜、侵犯精囊腺、侵犯直肠,其他盆腔器官	结构化	《中国泌尿外科和男科疾病诊断治疗指南》(2019版),第3部分:前列腺癌诊断治疗指南
9.17		PI-RADS评分	数字	结构化	《中国泌尿外科和男科疾病诊断治疗指南》(2019版),第3部分:前列腺癌诊断治疗指南

序号	子模块	数据元名称	值域 / 数据类型	数据加工	来源
9.18		淋巴结肿大	是,否	结构化	《中国泌尿外科和男科疾病诊断治疗指南》(2019版),第3部分:前列腺癌诊断治疗指南
9.19		肿大淋巴结位置	文本	结构化	《中国泌尿外科和男科疾病诊断治疗指南》(2019版),第3部分:前列腺癌诊断治疗指南
9.20		盆腔骨质异常	是,否	结构化	《中国泌尿外科和男科疾病诊断治疗指南》(2019版),第3部分:前列腺癌诊断治疗指南
9.21		盆腔骨质异常部位	文本	结构化	《中国泌尿外科和男科疾病诊断治疗指南》(2019版),第3部分:前列腺癌诊断治疗指南
9.22	磁共振成像(MRI)检查	盆腔骨质异常数目	单发,多发	结构化	《中国泌尿外科和男科疾病诊断治疗指南》(2019版),第3部分:前列腺癌诊断治疗指南
9.23		其他盆腔器官异常	是,否(精囊腺、直肠、膀胱,其他)	结构化	《中国泌尿外科和男科疾病诊断治疗指南》(2019版),第3部分:前列腺癌诊断治疗指南
9.24		肿瘤位置	文本	结构化	《中国泌尿外科和男科疾病诊断治疗指南》(2019版),第3部分:前列腺癌诊断治疗指南
9.25		肿瘤大小	数字	结构化	《中国泌尿外科和男科疾病诊断治疗指南》(2019版),第3部分:前列腺癌诊断治疗指南
9.26		淋巴结部位	文本	结构化	《中国泌尿外科和男科疾病诊断治疗指南》(2019版),第3部分:前列腺癌诊断治疗指南
9.27		淋巴结大小	数字	结构化	《中国泌尿外科和男科疾病诊断治疗指南》(2019版),第3部分:前列腺癌诊断治疗指南

序号	子模块	数据元名称	值域 / 数据类型	数据加工	来源
9.28	磁共振成像(MRI)检查	淋巴结边界	文本	结构化	《中国泌尿外科和男科疾病诊断治疗指南》(2019版),第3部分:前列腺癌诊断治疗指南
9.29		淋巴结增强显影	文本	结构化	《中国泌尿外科和男科疾病诊断治疗指南》(2019版),第3部分:前列腺癌诊断治疗指南
9.30		检查日期	YYYY-MM-DD	映射	《中国泌尿外科和男科疾病诊断治疗指南》(2019版),第3部分:前列腺癌诊断治疗指南
9.31		检查名称	文本	结构化	《中国泌尿外科和男科疾病诊断治疗指南》(2019版),第3部分:前列腺癌诊断治疗指南
9.32		检查部位	文本	结构化	《中国泌尿外科和男科疾病诊断治疗指南》(2019版),第3部分:前列腺癌诊断治疗指南
9.33		扫描类型	文本	结构化	《中国泌尿外科和男科疾病诊断治疗指南》(2019版),第3部分:前列腺癌诊断治疗指南
9.34	电子计算机断层扫描(CT)检查	前列腺异常密度	钙化、囊性病变,其他	结构化	《中国泌尿外科和男科疾病诊断治疗指南》(2019版),第3部分:前列腺癌诊断治疗指南
9.35		前列腺异常强化	文本	结构化	《中国泌尿外科和男科疾病诊断治疗指南》(2019版),第3部分:前列腺癌诊断治疗指南
9.36		肿瘤侵犯范围	文本	结构化	《中国泌尿外科和男科疾病诊断治疗指南》(2019版),第3部分:前列腺癌诊断治疗指南
9.37		转移部位	文本	结构化	ICD-O-3,topography
9.38		转移数目	数字	逻辑计算	《中国泌尿外科和男科疾病诊断治疗指南》(2019版),第3部分:前列腺癌诊断治疗指南

序号	子模块	数据元名称	值域/数据类型	数据加工	来源
9.39		是否有种植转移	是,否	结构化	《中国泌尿外科和男科疾病诊断治疗指南》(2019版),第3部分:前列腺癌诊断治疗指南
9.40		复发	是,否	结构化	《中国泌尿外科和男科疾病诊断治疗指南》(2019版),第3部分:前列腺癌诊断治疗指南
9.41		肿瘤位置	文本	结构化	《中国泌尿外科和男科疾病诊断治疗指南》(2019版),第3部分:前列腺癌诊断治疗指南
9.42	电子计算机断层扫描(CT)检查	肿瘤大小	数字	结构化	《中国泌尿外科和男科疾病诊断治疗指南》(2019版),第3部分:前列腺癌诊断治疗指南
9.43		淋巴结部位	文本	结构化	《中国泌尿外科和男科疾病诊断治疗指南》(2019版),第3部分:前列腺癌诊断治疗指南
9.44		淋巴结大小	数字	结构化	《中国泌尿外科和男科疾病诊断治疗指南》(2019版),第3部分:前列腺癌诊断治疗指南
9.45		淋巴结边界	文本	结构化	《中国泌尿外科和男科疾病诊断治疗指南》(2019版),第3部分:前列腺癌诊断治疗指南
9.46		淋巴结增强显影	文本	结构化	《中国泌尿外科和男科疾病诊断治疗指南》(2019版),第3部分:前列腺癌诊断治疗指南
9.47	全身核素骨扫描(ECT)检查	检查日期	YYYY-MM-DD	映射	《中国泌尿外科和男科疾病诊断治疗指南》(2019版),第3部分:前列腺癌诊断治疗指南
9.48		检查名称	文本	结构化	《中国泌尿外科和男科疾病诊断治疗指南》(2019版),第3部分:前列腺癌诊断治疗指南

序号	子模块	数据元名称	值域/数据类型	数据加工	来源
9.49		检查部位	文本	结构化	《中国泌尿外科和男科疾病诊断治疗指南》(2019版),第3部分:前列腺癌诊断治疗指南
9.50		显影剂	$^{99m}Tc-MDP$	结构化	《中国泌尿外科和男科疾病诊断治疗指南》(2019版),第3部分:前列腺癌诊断治疗指南
9.51	全身核素骨扫描(ECT)检查	注射剂量	文本	结构化	《中国泌尿外科和男科疾病诊断治疗指南》(2019版),第3部分:前列腺癌诊断治疗指南
9.52		转移部位	文本	结构化	ICD-O-3,topography
9.53		转移影响特征	核素摄取增加、核素摄取减少	结构化	《中国泌尿外科和男科疾病诊断治疗指南》(2019版),第3部分:前列腺癌诊断治疗指南
9.54		转移数目	数字	逻辑计算	《中国泌尿外科和男科疾病诊断治疗指南》(2019版),第3部分:前列腺癌诊断治疗指南
9.55		检查日期	YYYY-MM-DD	映射	《中国泌尿外科和男科疾病诊断治疗指南》(2019版),第3部分:前列腺癌诊断治疗指南
9.56		检查名称	文本	结构化	《中国泌尿外科和男科疾病诊断治疗指南》(2019版),第3部分:前列腺癌诊断治疗指南
9.57	经直肠超声检查(TRUS)	检查部位	头部、躯干、四肢	结构化	《中国泌尿外科和男科疾病诊断治疗指南》(2019版),第3部分:前列腺癌诊断治疗指南
9.58		肿瘤位置	文本	结构化	《中国泌尿外科和男科疾病诊断治疗指南》(2019版),第3部分:前列腺癌诊断治疗指南
9.59		肿瘤大小	数字	结构化	《中国泌尿外科和男科疾病诊断治疗指南》(2019版),第3部分:前列腺癌诊断治疗指南

序号	子模块	数据元名称	值域/数据类型	数据加工	来源
9.60		检查日期	YYYY–MM–DD	映射	《中国泌尿外科和男科疾病诊断治疗指南》(2019版),第3部分:前列腺癌诊断治疗指南
9.61		检查名称	文本	结构化	《中国泌尿外科和男科疾病诊断治疗指南》(2019版),第3部分:前列腺癌诊断治疗指南
9.62		检查部位	文本	结构化	《中国泌尿外科和男科疾病诊断治疗指南》(2019版),第3部分:前列腺癌诊断治疗指南
9.63	正电子发射计算机断层扫描(PET)检查	肿瘤位置	前列腺癌原发病变、淋巴结转移、骨转移、脏器转移,其他	结构化	《中国泌尿外科和男科疾病诊断治疗指南》(2019版),第3部分:前列腺癌诊断治疗指南
9.64		显影剂	^{18}F–FDG,^{68}Ga/^{18}F–PSMA,^{11}C–胆碱,^{18}F–氟化钠	结构化	《中国泌尿外科和男科疾病诊断治疗指南》(2019版),第3部分:前列腺癌诊断治疗指南
9.65		显像仪器	PET/CT、PET/MR	结构化	《中国泌尿外科和男科疾病诊断治疗指南》(2019版),第3部分:前列腺癌诊断治疗指南
9.66		转移数目	数字	结构化	《中国泌尿外科和男科疾病诊断治疗指南》(2019版),第3部分:前列腺癌诊断治疗指南
9.67		检查日期	YYYY–MM–DD	映射	《中国泌尿外科和男科疾病诊断治疗指南》(2019版),第3部分:前列腺癌诊断治疗指南
9.68	膀胱镜检查	检查部位	文本	结构化	《中国泌尿外科和男科疾病诊断治疗指南》(2019版),第3部分:前列腺癌诊断治疗指南
9.69		肿瘤位置	文本	结构化	《中国泌尿外科和男科疾病诊断治疗指南》(2019版),第3部分:前列腺癌诊断治疗指南

序号	子模块	数据元名称	值域/数据类型	数据加工	来源
9.70	膀胱镜检查	肿瘤大小	数字	结构化	《中国泌尿外科和男科疾病诊断治疗指南》(2019版),第3部分:前列腺癌诊断治疗指南
9.71		检查日期	YYYY–MM–DD	映射	《中国泌尿外科和男科疾病诊断治疗指南》(2019版),第3部分:前列腺癌诊断治疗指南
9.72	其他检查	检查名称	文本	结构化	《中国泌尿外科和男科疾病诊断治疗指南》(2019版),第3部分:前列腺癌诊断治疗指南
9.73		检查部位	文本	结构化	《中国泌尿外科和男科疾病诊断治疗指南》(2019版),第3部分:前列腺癌诊断治疗指南

10. 前列腺穿刺活检

序号	数据元名称	值域/数据类型	数据加工	来源
10.1	是否前列腺穿刺活检	是,否	结构化	《中国泌尿外科和男科疾病诊断治疗指南》(2019 版),第3 部分:前列腺癌诊断治疗指南
10.2	检查日期	YYYY–MM–DD	映射	《中国泌尿外科和男科疾病诊断治疗指南》(2019 版),第3 部分:前列腺癌诊断治疗指南
10.3	穿刺指征	文本	结构化	《中国泌尿外科和男科疾病诊断治疗指南》(2019 版),第3 部分:前列腺癌诊断治疗指南
10.4	阳性穿刺针数	数字	结构化	《中国泌尿外科和男科疾病诊断治疗指南》(2019 版),第3 部分:前列腺癌诊断治疗指南
10.5	总穿刺针数	数字	结构化	《中国泌尿外科和男科疾病诊断治疗指南》(2019 版),第3 部分:前列腺癌诊断治疗指南
10.6	肿瘤总量/总组织量的比例	数字	结构化	《中国泌尿外科和男科疾病诊断治疗指南》(2019 版),第3 部分:前列腺癌诊断治疗指南

序号	数据元名称	值域 / 数据类型	数据加工	来源
10.7	是否重复穿刺	是,否	结构化	《中国泌尿外科和男科疾病诊断治疗指南》(2019 版),第 3 部分:前列腺癌诊断治疗指南
10.8	穿刺间隔时长 / 月	数字	结构化	《中国泌尿外科和男科疾病诊断治疗指南》(2019 版),第 3 部分:前列腺癌诊断治疗指南
10.9	重复穿刺次数	数字	结构化	《中国泌尿外科和男科疾病诊断治疗指南》(2019 版),第 3 部分:前列腺癌诊断治疗指南
10.10	是否有并发症	是,否	结构化	《中国泌尿外科和男科疾病诊断治疗指南》(2019 版),第 3 部分:前列腺癌诊断治疗指南
10.11	穿刺手术时长	YYYY-MM-DD	映射	《中国泌尿外科和男科疾病诊断治疗指南》(2019 版),第 3 部分:前列腺癌诊断治疗指南
10.12	是否麻醉	是,否	结构化	《中国泌尿外科和男科疾病诊断治疗指南》(2019 版),第 3 部分:前列腺癌诊断治疗指南
10.13	穿刺入路方式	经直肠穿刺活检、经会阴穿刺活检,其他	映射	《中国泌尿外科和男科疾病诊断治疗指南》(2019 版),第 3 部分:前列腺癌诊断治疗指南
10.14	系统穿刺	是,否	结构化	《中国泌尿外科和男科疾病诊断治疗指南》(2019 版),第 3 部分:前列腺癌诊断治疗指南
10.15	系统穿刺针数	数字	结构化	《中国泌尿外科和男科疾病诊断治疗指南》(2019 版),第 3 部分:前列腺癌诊断治疗指南

序号	数据元名称	值域/数据类型	数据加工	来源
10.16	靶向穿刺	是,否	结构化	《中国泌尿外科和男科疾病诊断治疗指南》(2019 版),第 3 部分:前列腺癌诊断治疗指南
10.17	靶向穿刺针数	数字	结构化	《中国泌尿外科和男科疾病诊断治疗指南》(2019 版),第 3 部分:前列腺癌诊断治疗指南
10.18	多参数磁共振直接引导下前列腺靶向穿刺	是,否	映射	《中国泌尿外科和男科疾病诊断治疗指南》(2019 版),第 3 部分:前列腺癌诊断治疗指南
10.19	多参数磁共振与经直肠超声影像(软件)融合靶向穿刺	是,否	映射	《中国泌尿外科和男科疾病诊断治疗指南》(2019 版),第 3 部分:前列腺癌诊断治疗指南
10.20	认知融合靶向穿刺	是,否	映射	《中国泌尿外科和男科疾病诊断治疗指南》(2019 版),第 3 部分:前列腺癌诊断治疗指南
10.21	组织学类型	腺癌,非特殊型,其他类型	结构化	《中国泌尿外科和男科疾病诊断治疗指南》(2019 版),第 3 部分:前列腺癌诊断治疗指南
10.22	组织学分级	不适用; 未分级; 第 1 种成分(优势成分):1 级、2 级、3 级、4 级、5 级; 第 2 种成分(另两种中分化差的成分):1 级、2 级、3 级、4 级、5 级; Gleason 评分	结构化	《中国泌尿外科和男科疾病诊断治疗指南》(2019 版),第 3 部分:前列腺癌诊断治疗指南

二、前列腺癌标准数据集

序号	数据元名称	值域 / 数据类型	数据加工	来源
10.23	神经周围侵犯	未见,可见	结构化	《中国泌尿外科和男科疾病诊断治疗指南》(2019 版),第 3 部分:前列腺癌诊断治疗指南
10.24	其他病理学所见	未见,高级别 PIN(前列腺上皮内瘤),不典型腺瘤样增生,炎症,其他	结构化	《中国泌尿外科和男科疾病诊断治疗指南》(2019 版),第 3 部分:前列腺癌诊断治疗指南
10.25	补充说明	文本	结构化	《中国泌尿外科和男科疾病诊断治疗指南》(2019 版),第 3 部分:前列腺癌诊断治疗指南
10.26	是否根治性前列腺切除标本	是,否	结构化	《中国泌尿外科和男科疾病诊断治疗指南》(2019 版),第 3 部分:前列腺癌诊断治疗指南
10.27	术式	根治性前列腺切除术,其他,临床未提示	结构化	《中国泌尿外科和男科疾病诊断治疗指南》(2019 版),第 3 部分:前列腺癌诊断治疗指南
10.28	标本大小	文本	结构化	《中国泌尿外科和男科疾病诊断治疗指南》(2019 版),第 3 部分:前列腺癌诊断治疗指南
10.29	淋巴结清扫	未见淋巴结; 盆腔淋巴结清扫:左侧,右侧	结构化	《中国泌尿外科和男科疾病诊断治疗指南》(2019 版),第 3 部分:前列腺癌诊断治疗指南
10.30	组织学类型	腺癌,非特殊型;前列腺导管腺癌;黏液腺癌(胶样癌);印戒细胞癌;腺鳞癌;小细胞癌;肉瘤样癌;未分化癌,非特殊型;其他类型	结构化	《中国泌尿外科和男科疾病诊断治疗指南》(2019 版),第 3 部分:前列腺癌诊断治疗指南

序号	数据元名称	值域 / 数据类型	数据加工	来源
10.31	组织学分级 (当出现 3 种成分:只记录最优势成分及第 2 优势成分,若第 3 种成分分级高于第 1 及第 2 优势成分,它必须在报告中注明,但不整合入 Gleason 评分)	不适用; 不能评分; 第 1 种成分(优势成分):1 级、2 级、3 级、4 级、5 级; 第 2 种成分:1 级、2 级、3 级、4 级、5 级; 第 3 种成分:1 级、2 级、3 级、4 级、5 级; 总 Gleason 评分	结构化	《中国泌尿外科和男科疾病诊断治疗指南》(2019 版),第 3 部分:前列腺癌诊断治疗指南
10.32	肿瘤定量	肿瘤总量,前列腺总量;若肿瘤呈结节状分布,最大径,其他两径	结构化	《中国泌尿外科和男科疾病诊断治疗指南》(2019 版),第 3 部分:前列腺癌诊断治疗指南
10.33	前列腺外侵犯	未见,可见:局灶性(注明侵犯的部位)、广泛性(注明侵犯的部位),可疑	结构化	《中国泌尿外科和男科疾病诊断治疗指南》(2019 版),第 3 部分:前列腺癌诊断治疗指南
10.34	精囊腺受侵(需侵犯精囊腺肌壁)	未见,可见:左侧受侵、右侧受侵、双侧受侵,未见精囊腺	结构化	《中国泌尿外科和男科疾病诊断治疗指南》(2019 版),第 3 部分:前列腺癌诊断治疗指南
10.35	切缘	不能评价,切缘阴性,切缘阳性:单灶性、多灶性	结构化	《中国泌尿外科和男科疾病诊断治疗指南》(2019 版),第 3 部分:前列腺癌诊断治疗指南
10.36	切缘部位	前列腺尖部,其他	结构化	《中国泌尿外科和男科疾病诊断治疗指南》(2019 版),第 3 部分:前列腺癌诊断治疗指南

序号	数据元名称	值域/数据类型	数据加工	来源
10.37	肿瘤治疗反应(临床提示有术前放疗或内分泌治疗史)	未见,可见	结构化	《中国泌尿外科和男科疾病诊断治疗指南》(2019 版),第 3 部分:前列腺癌诊断治疗指南
10.38	淋巴-血管侵犯	未见,可见,可疑	结构化	《中国泌尿外科和男科疾病诊断治疗指南》(2019 版),第 3 部分:前列腺癌诊断治疗指南
10.39	神经侵犯	未见,可见	结构化	《中国泌尿外科和男科疾病诊断治疗指南》(2019 版),第 3 部分:前列腺癌诊断治疗指南
10.40	其他病理学所见	未见,高级别 PIN,不典型腺瘤样增生,炎症,其他	结构化	《中国泌尿外科和男科疾病诊断治疗指南》(2019 版),第 3 部分:前列腺癌诊断治疗指南
10.41	辅助检查	AE1/AE3,PSA,P501s,P504s,CK34BE12,P63	结构化	《中国泌尿外科和男科疾病诊断治疗指南》(2019 版),第 3 部分:前列腺癌诊断治疗指南
10.42	其他	文本	结构化	《中国泌尿外科和男科疾病诊断治疗指南》(2019 版),第 3 部分:前列腺癌诊断治疗指南

11. 基因检测（分子诊断）

序号	数据元名称	值域 / 数据类型	数据加工	来源
11.1	检测日期	YYYY-MM-DD	映射	《中国前列腺癌患者基因检测专家共识》(2020 年版)
11.2	检测名称	文本	映射	《中国前列腺癌患者基因检测专家共识》(2020 年版)
11.3	检测类型	外周血、手术标本、前列腺穿刺活检标本	结构化	《中国前列腺癌患者基因检测专家共识》(2020 年版)
11.4	检测方法	RT-PCR、基因芯片、一代测序、panel 二代测序、ARMS、SafeSeqs、全外显子测序、二代测序，其他	结构化	《中国前列腺癌患者基因检测专家共识》(2020 年版)
11.5	检测目的	提供遗传咨询、制订治疗决策、预后评估，其他	映射	《中国前列腺癌患者基因检测专家共识》(2020 年版)
11.6	基因突变	有、无	结构化	《中国前列腺癌患者基因检测专家共识》(2020 年版)
11.7	患者类型	转移性去势抵抗前列腺癌(mCRPC)：高危、极高危、局部晚期；转移性激素敏感性前列腺癌(mHSPC)	结构化	《中国前列腺癌患者基因检测专家共识》(2020 年版)

序号	数据元名称	值域/数据类型	数据加工	来源
11.8	DNA 损伤修复相关基因的胚系变异检测	*BRCA2、BRCA1、ATM、PALB2、CHEK2、MLH1、MSH2、MSH6、PMS2*,其他	映射	《中国前列腺癌患者基因检测专家共识》(2020 年版)
11.9	微卫星不稳定性检测	MSI-H,未检测,其他	映射	《中国前列腺癌患者基因检测专家共识》(2020 年版)
11.10	其他基因	文本	映射	《中国前列腺癌患者基因检测专家共识》(2020 年版)

12. 病理及免疫组化

序号	数据元名称	值域 / 数据类型	数据加工	来源
12.1	检查日期	YYYY-MM-DD	映射	中华人民共和国国家卫生和计划生育委员会,《电子病历基本数据集 第4部分:检验检查记录》(WS 445.4—2014)
12.2	病理号	文本	映射	中华人民共和国国家卫生和计划生育委员会,《电子病历基本数据集 第4部分:检验检查记录》(WS 445.4—2014)
12.3	病理标本类型	细胞学标本、穿刺活检、术中冰冻、术后组织,其他	结构化	《中国泌尿外科和男科疾病诊断治疗指南》(2019 版),第3部分:前列腺癌诊断治疗指南
12.4	送检组织大小	数字	结构化	《中国泌尿外科和男科疾病诊断治疗指南》(2019 版),第3部分:前列腺癌诊断治疗指南

序号	数据元名称	值域 / 数据类型	数据加工	来源
12.5	病理类型	腺癌(腺泡腺癌)、导管内癌、导管腺癌、尿路上皮癌、鳞状细胞癌、基底细胞癌及神经内分泌肿瘤	结构化	WHO 病理分类
12.6	病理分级	Gleason 评分标准: 1 级:单个的、分化良好的腺体密集排列,形成界限清楚的结节; 2 级:单个的、分化良好的腺体较疏松排列,形成界限较清楚的结节(可伴微小浸润); 3 级:分散、独立的分化良好的腺体; 4 级:分化不良、融合的或筛状(包括肾小球样结构)的腺体; 5 级:缺乏腺性分化(片状、条索状、线状、实性、单个细胞)和 / 或坏死(乳头 / 筛状 / 实性伴坏死)。 前列腺癌分级分组: 分级分组 1 :Gleason 评分 ≥ 6,仅由单个分离的,形态完好的腺体组成; 分级分组 2 :Gleason 评分 3+4=7,主要由形态完好的腺体组成,伴有较少的形态发育不良腺体 / 融合腺体 / 筛状腺体; 分级分组 3 :Gleason 评分 4+3=7,主要由发育不良的腺体 / 融合腺体 / 筛状腺体组成,伴少量形态完好的腺体; 分级分组 4 :Gleason 评分 4+4=8 ;3+5=8 ;5+3=8,仅由发育不良的腺体 / 融合腺体 / 筛状腺体组成;或者以形态完好的腺体为主,伴少量缺乏腺体分化的成分组成;或者以缺少腺体分化的成分为主,伴少量形态完好的腺体组成; 分级分组 5 :缺乏腺体形成结构(或伴坏死),伴或不伴腺体形态发育不良或融合腺体或筛状腺体	结构化	《中国泌尿外科和男科疾病诊断治疗指南》(2019 版),第 3 部分: 前列腺癌诊断治疗指南
12.7	送检淋巴结部位	文本	结构化	ICD-O-3,Topography

序号	数据元名称	值域/数据类型	数据加工	来源
12.8	送检淋巴结数目	数字	逻辑计算	《中国泌尿外科和男科疾病诊断治疗指南》(2019 版),第 3 部分:前列腺癌诊断治疗指南
12.9	阳性淋巴结数目	数字	逻辑计算	《中国泌尿外科和男科疾病诊断治疗指南》(2019 版),第 3 部分:前列腺癌诊断治疗指南
12.10	转移部位	文本	结构化	ICD-O-3,Topography
12.11	病理标本类型	文本	结构化	WHO 病理分类
12.12	送检组织大小	数字	结构化	《中国泌尿外科和男科疾病诊断治疗指南》(2019 版),第 3 部分:前列腺癌诊断治疗指南
12.13	病理类型	腺癌(腺泡腺癌)、导管内癌、导管腺癌、尿路上皮癌、鳞状细胞癌、基底细胞癌及神经内分泌肿瘤	结构化	WHO 病理分类
12.14	病理分级	Gleason 评分标准: 1 级:单个的分化良好的腺体密集排列,形成界限清楚的结节; 2 级:单个的分化良好的腺体较疏松排列,形成界限较清楚的结节(可伴微小浸润); 3 级:分散、独立的分化良好的腺体; 4 级:分化不良、融合的或筛状(包括肾小球样结构)的腺体; 5 级:缺乏腺性分化(片状、条索状、线状、实性、单个细胞)和/或坏死(乳头/筛状/实性伴坏死)	结构化	《中国泌尿外科和男科疾病诊断治疗指南》(2019 版),第 3 部分:前列腺癌诊断治疗指南

序号	数据元名称	值域 / 数据类型	数据加工	来源
12.14	病理分级	前列腺癌分级分组: 分级分组 1 :Gleason 评分 ≥ 6,仅由单个分离的,形态完好的腺体组成; 分级分组 2 :Gleason 评分 3+4=7,主要由形态完好的腺体组成,伴有较少的形态发育不良腺体 / 融合腺体 / 筛状腺体; 分级分组 3 :Gleason 评分 4+3=7,主要由发育不良的腺体 / 融合腺体 / 筛状腺体组成,伴少量形态完好的腺体; 分级分组 4 :Gleason 评分 4+4=8,3+5=8,5+3=8,仅由发育不良的腺体 / 融合腺体 / 筛状腺体组成;或者以形态完好的腺体为主,伴少量缺乏腺体分化的成分组成;或者以缺少腺体分化的成分为主,伴少量形态完好的腺体组成; 分级分组 5 :缺乏腺体形成结构(或伴坏死),伴或不伴腺体形态发育不良或融合腺体或筛状腺体	结构化	《中国泌尿外科和男科疾病诊断治疗指南》(2019 版),第 3 部分:前列腺癌诊断治疗指南
12.15	浸润深度	T_x:原发肿瘤无法评价; T_0:无原发肿瘤证据; T_1:不能被扪及和影像无法发现的临床隐匿性肿瘤; T_{1a}:在 5% 或更少的切除组织中偶然的肿瘤病理发现; T_{1b}:在 5% 以上的切除组织中偶然的肿瘤病理发现; T_{1c}:穿刺活检证实的肿瘤(如由于 PSA 升高),累及单侧或者双侧叶,但不可扪及; T_2:肿瘤可扪及,局限于前列腺之内; T_{2a}:肿瘤限于单侧叶的 1/2 或更少; T_{2b}:肿瘤侵犯超过单侧叶的 1/2,但仅限于一叶; T_{2c}:肿瘤侵犯两叶	结构化	《中国泌尿外科和男科疾病诊断治疗指南》(2019 版),第 3 部分:前列腺癌诊断治疗指南

序号	数据元名称	值域 / 数据类型	数据加工	来源
12.15	浸润深度	T_3：肿瘤侵犯包膜外,但未固定也未侵犯邻近结构; T_{3a}：包膜外侵犯(单侧或双侧); T_{3b}：肿瘤侵犯精囊(单侧或双侧); T_4：肿瘤固定或侵犯除精囊外的其他邻近组织结构:如外括约肌、直肠、膀胱、肛提肌和 / 或盆壁; (1)病理(pT)[1] pT_2：局限于器官内; pT_3：前列腺包膜外受侵; pT_{3a}：前列腺受侵(单侧或者双侧),或显微镜下可见侵及膀胱颈; pT_{3b}：侵犯精囊; pT_4：肿瘤固定或侵犯除精囊外的其他邻近组织结构:如外括约肌、直肠、膀胱、肛提肌和 / 或盆壁。 (2)区域淋巴结(N) N_x：区域淋巴结无法评估; N_0：无区域淋巴结转移; N_1：区域淋巴结转移。 (3)远处转移(M)[1] M_0：无远处转移; M_1：远处转移; M_{1a}：非区域淋巴结的转移; M_{1b}：骨转移; M_{1c}：其他部位转移,有或无骨转移	结构化	《中国泌尿外科和男科疾病诊断治疗指南》(2019版),第3部分:前列腺癌诊断治疗指南

序号	数据元名称	值域 / 数据类型	数据加工	来源
12.16	血管侵犯	是,否	结构化	《中国泌尿外科和男科疾病诊断治疗指南》(2019 版),第 3 部分:前列腺癌诊断治疗指南
12.17	神经侵犯	是,否	结构化	《中国泌尿外科和男科疾病诊断治疗指南》(2019 版),第 3 部分:前列腺癌诊断治疗指南
12.18	脉管癌栓	是,否	结构化	《中国泌尿外科和男科疾病诊断治疗指南》(2019 版),第 3 部分:前列腺癌诊断治疗指南
12.19	肿瘤病理形态分级	G_x:病理分级不能评价; G_1:分化良好(轻度异形)(Gleason 评分为 2～4); G_2:分化中等(中度异形)(Gleason 评分为 5～6); G_3～G_4:分化差或未分化(重度异形)(Gleason 评分为 7～10)	结构化	《中国泌尿外科和男科疾病诊断治疗指南》(2019 版),第 3 部分:前列腺癌诊断治疗指南
12.20	前列腺周围脂肪受侵(如有临床提示)	未见,可见	结构化	《中国泌尿外科和男科疾病诊断治疗指南》(2019 版),第 3 部分:前列腺癌诊断治疗指南
12.21	精囊腺受侵(如有临床提示)	未见,可见	结构化	《中国泌尿外科和男科疾病诊断治疗指南》(2019 版),第 3 部分:前列腺癌诊断治疗指南

序号	数据元名称	值域/数据类型	数据加工	来源
12.22	淋巴-血管受侵	未见,可见,不确定	结构化	《中国泌尿外科和男科疾病诊断治疗指南》(2019版),第3部分:前列腺癌诊断治疗指南
12.23	神经周围侵犯	未见,可见	结构化	《中国泌尿外科和男科疾病诊断治疗指南》(2019版),第3部分:前列腺癌诊断治疗指南
12.24	其他病理学所见	未见,高级别PIN,不典型腺瘤样增生,炎症,其他	结构化	《中国泌尿外科和男科疾病诊断治疗指南》(2019版),第3部分:前列腺癌诊断治疗指南
12.25	补充说明	文本	结构化	《中国泌尿外科和男科疾病诊断治疗指南》(2019版),第3部分:前列腺癌诊断治疗指南
12.26	是否经尿道前列腺切除标本(TURP),前列腺包膜内切除	是,否	结构化	《中国泌尿外科和男科疾病诊断治疗指南》(2019版),第3部分:前列腺癌诊断治疗指南
12.27	术式	URP(经尿道前列腺切除),前列腺包膜内切除,其他;未特指:临床未注明	结构化	《中国泌尿外科和男科疾病诊断治疗指南》(2019版),第3部分:前列腺癌诊断治疗指南

二、前列腺癌标准数据集

序号	数据元名称	值域 / 数据类型	数据加工	来源
12.28	标本大小	文本	结构化	《中国泌尿外科和男科疾病诊断治疗指南》(2019 版),第 3 部分:前列腺癌诊断治疗指南
12.29	组织学分级(如果出现第 3 种成分,只报最优势成分以及另两种成分中分化更差的成分)	不适用; 未分级; 第 1 种成分(优势)成分:1 级、2 级、3 级、4 级、5 级; 第 2 种成分(另两种中分化差的成分):1 级、2 级、3 级、4 级、5 级; Gleason 评分	结构化	《中国泌尿外科和男科疾病诊断治疗指南》(2019 版),第 3 部分:前列腺癌诊断治疗指南
12.30	肿瘤定量	TURP 标本:肿瘤 / 总组织的比例,阳性组织块数,总组织数	结构化	《中国泌尿外科和男科疾病诊断治疗指南》(2019 版),第 3 部分:前列腺癌诊断治疗指南
12.31		前列腺包膜内切除标本:肿瘤 / 总组织的比例,肿瘤大小(如肿瘤可见明显结节形成)	结构化	《中国泌尿外科和男科疾病诊断治疗指南》(2019 版),第 3 部分:前列腺癌诊断治疗指南
12.32	前列腺周围脂肪受侵(如临床提示)	未见,可见	结构化	《中国泌尿外科和男科疾病诊断治疗指南》(2019 版),第 3 部分:前列腺癌诊断治疗指南
12.33	精囊腺受侵(如有临床提示)	未见,可见	结构化	《中国泌尿外科和男科疾病诊断治疗指南》(2019 版),第 3 部分:前列腺癌诊断治疗指南

序号	数据元名称	值域 / 数据类型	数据加工	来源
12.34	淋巴 – 血管受侵	未见,可见,不确定	结构化	《中国泌尿外科和男科疾病诊断治疗指南》(2019 版),第 3 部分:前列腺癌诊断治疗指南
12.35	pTNM 分期	m:多灶性,r:复发性,y:治疗后; (1)T 分期: 不能分期; pT_2:局限于前列腺内,单侧或双侧性; pT_3:前列腺外播散或镜下侵犯膀胱颈部,精囊腺受侵; pT_4:侵犯膀胱、直肠、肛提肌和 / 或盆壁; (2)N 分期: pN_x:不能评价; pN_0:无区域淋巴结转移; pN_1:可见区域淋巴结转移; (3)M 分期: 未见淋巴结; 淋巴结转移数; 淋巴结总数	结构化	《中国泌尿外科和男科疾病诊断治疗指南》(2019 版),第 3 部分:前列腺癌诊断治疗指南

注:1. 没有病理学 T1 分类。

2. 切缘状态,由"+、−、不详"表示,提示可能存在显微镜下残余病灶。

13. 手术治疗

序号	数据元名称	值域 / 数据类型	数据加工	来源
13.1	手术治疗	是,否	结构化	《中国泌尿外科和男科疾病诊断治疗指南》(2019版),第 3 部分: 前列腺癌诊断治疗指南
13.2	手术开始时间	YYYY-MM-DD	映射	中华人民共和国国家卫生和计划生育委员会,《电子病历共享文档规范 第 9 部分: 一般手术记录》(WS/T 500.9—2016)
13.3	手术结束时间	YYYY-MM-DD	映射	中华人民共和国国家卫生和计划生育委员会,《电子病历共享文档规范 第 9 部分: 一般手术记录》(WS/T 500.9—2016)
13.4	手术总时长	文本	逻辑计算	中华人民共和国国家卫生和计划生育委员会,《电子病历共享文档规范 第 9 部分: 一般手术记录》(WS/T 500.9—2016)

序号	数据元名称	值域 / 数据类型	数据加工	来源
13.5	ASA 分级	I，II，III，IV，V，VI	映射	中华人民共和国国家卫生和计划生育委员会，《电子病历共享文档规范 第 9 部分：一般手术记录》（WS/T 500.9—2016）
13.6	术中体位	仰卧位,俯卧位,侧卧位,膀胱截石位,坐位	结构化	中华人民共和国国家卫生和计划生育委员会，《电子病历共享文档规范 第 9 部分：一般手术记录》（WS/T 500.9—2016）
13.7	麻醉方法名称	全身麻醉,局部麻醉,局部麻醉 + 强化,针刺镇痛麻醉,部位麻醉,基础麻醉	结构化	中华人民共和国国家卫生和计划生育委员会，《电子病历共享文档规范 第 11 部分：麻醉记录》（WS/T 500.11—2016）
13.8	手术路径	经腹腔、经筋膜外、经会阴、经膀胱,其他	结构化	《中国泌尿外科和男科疾病诊断治疗指南》(2019 版),第 3 部分:前列腺癌诊断治疗指南
13.9	手术层面	筋膜外,筋膜内,筋膜间	结构化	《中国泌尿外科和男科疾病诊断治疗指南》(2019 版),第 3 部分:前列腺癌诊断治疗指南
13.10	术中输液量 /ml	数字	映射	中华人民共和国国家卫生和计划生育委员会，《电子病历共享文档规范 第 9 部分：一般手术记录》（WS/T 500.9—2016）
13.11	术中输血量	数字	映射	中华人民共和国国家卫生和计划生育委员会，《电子病历共享文档规范 第 9 部分：一般手术记录》（WS/T 500.9—2016）

二、前列腺癌标准数据集

序号	数据元名称	值域 / 数据类型	数据加工	来源
13.12	术中出血量	数字	映射	中华人民共和国国家卫生和计划生育委员会,《电子病历共享文档规范 第9部分:一般手术记录》(WS/T 500.9—2016)
13.13	手术术式	根治性前列腺切除术,挽救性前列腺癌切除术,盆腔淋巴结清扫术(局限/扩大),挽救性淋巴结切除术,减瘤根治性前列腺切除术	映射	《中国泌尿外科和男科疾病诊断治疗指南》(2019版),第3部分:前列腺癌诊断治疗指南
13.14		淋巴结清扫术	映射	《中国泌尿外科和男科疾病诊断治疗指南》(2019版),第3部分:前列腺癌诊断治疗指南
13.15	手术方式	开放(顺行切除、逆行切除、经会阴切除,其他),腹腔镜,机器人辅助(包膜间、包膜外、包膜内、前入路、侧入路、经精囊、经膀胱,其他),靶向	结构化	《中国泌尿外科和男科疾病诊断治疗指南》(2019版),第3部分:前列腺癌诊断治疗指南
13.16	手术辅助	全腹腔镜、中转开腹,其他	结构化	《中国泌尿外科和男科疾病诊断治疗指南》(2019版),第3部分:前列腺癌诊断治疗指南
13.17	前列腺瘤体积	数字	逻辑计算	《中国泌尿外科和男科疾病诊断治疗指南》(2019版),第3部分:前列腺癌诊断治疗指南
13.18	原发肿瘤部位	文本	结构化	ICD-O-3,Topography

序号	数据元名称	值域 / 数据类型	数据加工	来源
13.19	多肿瘤位置	文本	逻辑计算	《中国泌尿外科和男科疾病诊断治疗指南》(2019版),第 3 部分:前列腺癌诊断治疗指南
13.20	肿瘤扩散	是,否	结构化	《中国泌尿外科和男科疾病诊断治疗指南》(2019版),第 3 部分:前列腺癌诊断治疗指南
13.21	肿瘤扩散位置	盆腔、直肠、膀胱、精囊	结构化	《中国泌尿外科和男科疾病诊断治疗指南》(2019版),第 3 部分:前列腺癌诊断治疗指南
13.22	侵犯邻近器官	有、无,侵犯直肠	结构化	《中国泌尿外科和男科疾病诊断治疗指南》(2019版),第 3 部分:前列腺癌诊断治疗指南
13.23	淋巴结清扫范围(选择具体淋巴结,清扫范围)	文本	结构化	《中国泌尿外科和男科疾病诊断治疗指南》(2019版),第 3 部分:前列腺癌诊断治疗指南
13.24	淋巴结取材部位	文本	映射	ICD-O-3,Topography
13.25	淋巴结数目	数字	结构化	《中国泌尿外科和男科疾病诊断治疗指南》(2019版),第 3 部分:前列腺癌诊断治疗指南
13.26	淋巴结发生癌转移的数目	数字	结构化	《中国泌尿外科和男科疾病诊断治疗指南》(2019版),第 3 部分:前列腺癌诊断治疗指南
13.27	术中并发症	出血、直肠损伤、气体栓塞、输尿管损伤,其他	结构化	《中国泌尿外科和男科疾病诊断治疗指南》(2019版),第 3 部分:前列腺癌诊断治疗指南

序号	数据元名称	值域 / 数据类型	数据加工	来源
13.28	术后并发症	严重出血、深部静脉血栓、肺栓塞、高碳酸血症、尿瘘、感染、术后失禁、勃起功能障碍、膀胱颈挛缩、尿道吻合口狭窄淋巴漏、腹腔脏器损伤、血管损伤、淋巴囊肿、尿频、尿急、夜尿增多、血尿、腹泻、下坠感、排尿困难、大便次数增多、里急后重、便血、肛周皮肤糜烂、直肠出血、出血性膀胱炎、尿潴留、尿道狭窄、尿失禁,其他	结构化	《中国泌尿外科和男科疾病诊断治疗指南》(2019版),第 3 部分:前列腺癌诊断治疗指南
13.29	性神经保留	是,否	结构化	《中国泌尿外科和男科疾病诊断治疗指南》(2019版),第 3 部分:前列腺癌诊断治疗指南
13.30	背血管复合体	是,否	结构化	《中国泌尿外科和男科疾病诊断治疗指南》(2019版),第 3 部分:前列腺癌诊断治疗指南
13.31		结扎,加强前壁、加强后壁、加强周围	结构化	《中国泌尿外科和男科疾病诊断治疗指南》(2019版),第 3 部分:前列腺癌诊断治疗指南

14. 放射治疗

序号	子模块	数据元名称	值域/数据类型	数据加工	来源
14.1	放疗时间	开始时间	YYYY–MM–DD	映射	《中国泌尿外科和男科疾病诊断治疗指南》(2019版),第3部分:前列腺癌诊断治疗指南
14.2	放疗时间	结束时间	YYYY–MM–DD	映射	《中国泌尿外科和男科疾病诊断治疗指南》(2019版),第3部分:前列腺癌诊断治疗指南
14.3	放疗方式	外放射治疗:二维放疗、调强放疗、图像引导调强放疗、立体定向放疗、三维适形放疗	文本	结构化	《中国泌尿外科和男科疾病诊断治疗指南》(2019版),第3部分:前列腺癌诊断治疗指南
		近距离放射治疗:后装源近距离放疗、组织间放射性粒子植入	文本	结构化	《中国泌尿外科和男科疾病诊断治疗指南》(2019版),第3部分:前列腺癌诊断治疗指南
		重离子放疗:质子放疗、碳离子放疗、快中子放疗	文本	结构化	《中国泌尿外科和男科疾病诊断治疗指南》(2019版),第3部分:前列腺癌诊断治疗指南

二、前列腺癌标准数据集

序号	子模块	数据元名称	值域/数据类型	数据加工	来源
14.4	放疗目的	术后辅助,术后挽救(早挽救、挽救),根治,姑息	文本	结构化	《中国泌尿外科和男科疾病诊断治疗指南》(2019版),第3部分:前列腺癌诊断治疗指南
14.5		肿瘤靶区	文本	结构化	《中国泌尿外科和男科疾病诊断治疗指南》(2019版),第3部分:前列腺癌诊断治疗指南
14.6	外照射部位	临床靶区	文本	映射	《中国泌尿外科和男科疾病诊断治疗指南》(2019版),第3部分:前列腺癌诊断治疗指南
14.7		计划靶区	文本	映射	《中国泌尿外科和男科疾病诊断治疗指南》(2019版),第3部分:前列腺癌诊断治疗指南
14.8		危及器官	文本	映射	《中国泌尿外科和男科疾病诊断治疗指南》(2019版),第3部分:前列腺癌诊断治疗指南
14.9		射线能量	数字	结构化	《中国泌尿外科和男科疾病诊断治疗指南》(2019版),第3部分:前列腺癌诊断治疗指南
14.10	物理计划参数	照射方式	文本	映射	《中国泌尿外科和男科疾病诊断治疗指南》(2019版),第3部分:前列腺癌诊断治疗指南
14.11		计划靶区最大剂量	数字	映射	《中国泌尿外科和男科疾病诊断治疗指南》(2019版),第3部分:前列腺癌诊断治疗指南
14.12		计划靶区最小剂量	数字	映射	《中国泌尿外科和男科疾病诊断治疗指南》(2019版),第3部分:前列腺癌诊断治疗指南

序号	子模块	数据元名称	值域/数据类型	数据加工	来源
14.13	物理计划参数	计划靶区平均剂量	数字	映射	《中国泌尿外科和男科疾病诊断治疗指南》(2019版),第3部分:前列腺癌诊断治疗指南
14.14		计划靶区均匀性指数	数字	映射	《中国泌尿外科和男科疾病诊断治疗指南》(2019版),第3部分:前列腺癌诊断治疗指南
14.15		计划靶区适形度指数	数字	映射	《中国泌尿外科和男科疾病诊断治疗指南》(2019版),第3部分:前列腺癌诊断治疗指南
14.16		计划靶区覆盖率	数字	映射	《中国泌尿外科和男科疾病诊断治疗指南》(2019版),第3部分:前列腺癌诊断治疗指南
14.17		射线类型	文本	映射	《中国泌尿外科和男科疾病诊断治疗指南》(2019版),第3部分:前列腺癌诊断治疗指南
14.18		计划靶区总剂量	数字	映射	《中国泌尿外科和男科疾病诊断治疗指南》(2019版),第3部分:前列腺癌诊断治疗指南
14.19	放疗临床处方剂量	放疗单次剂量	数字	结构化	《中国泌尿外科和男科疾病诊断治疗指南》(2019版),第3部分:前列腺癌诊断治疗指南
14.20		放疗次数	数字	结构化	《中国泌尿外科和男科疾病诊断治疗指南》(2019版),第3部分:前列腺癌诊断治疗指南
14.21		放疗分割方式	文本	映射	《中国泌尿外科和男科疾病诊断治疗指南》(2019版),第3部分:前列腺癌诊断治疗指南

二、前列腺癌标准数据集

序号	子模块	数据元名称	值域/数据类型	数据加工	来源
14.22	近距离照射	放射性粒子类型	文本	映射	《中国泌尿外科和男科疾病诊断治疗指南》(2019版),第3部分:前列腺癌诊断治疗指南
14.23		最小靶剂量	数字	映射	《中国泌尿外科和男科疾病诊断治疗指南》(2019版),第3部分:前列腺癌诊断治疗指南
14.24		平均中心剂量	数字	映射	《中国泌尿外科和男科疾病诊断治疗指南》(2019版),第3部分:前列腺癌诊断治疗指南
14.25		高剂量区	文本	映射	《中国泌尿外科和男科疾病诊断治疗指南》(2019版),第3部分:前列腺癌诊断治疗指南
14.26		低剂量区	文本	映射	《中国泌尿外科和男科疾病诊断治疗指南》(2019版),第3部分:前列腺癌诊断治疗指南
14.27	副反应	有无早/晚反应	文本	结构化	不良事件的通用术语标准(Common Terminology Criteria Adverse Events,CTCAE)5.0版
14.28		泌尿系统早反应分级、泌尿系统晚反应分级,消化系统早反应分级、消化系统晚反应分级	文本	结构化	不良事件的通用术语标准(Common Terminology Criteria Adverse Events,CTCAE)5.0版
14.29		其他副反应	文本	结构化	不良事件的通用术语标准(Common Terminology Criteria Adverse Events,CTCAE)5.0版

序号	子模块	数据元名称	值域/数据类型	数据加工	来源
14.30	副反应处理	是,否	文本	结构化	不良事件的通用术语标准(Common Terminology Criteria Adverse Events,CTCAE)5.0 版
14.31		处理方式	文本	结构化	不良事件的通用术语标准(Common Terminology Criteria Adverse Events,CTCAE)5.0 版
14.32	新辅助内分泌治疗	是,否	文本	结构化	不良事件的通用术语标准(Common Terminology Criteria Adverse Events,CTCAE)5.0 版
14.33		治疗时长	文本	结构化	不良事件的通用术语标准(Common Terminology Criteria Adverse Events,CTCAE)5.0 版
14.34	姑息治疗	是,否	文本	结构化	《中国泌尿外科和男科疾病诊断治疗指南》(2019 版),第 3 部分:前列腺癌诊断治疗指南

15. 药物治疗

序号	子模块	数据元名称	值域 / 数据类型	数据加工	来源
15.1	药物治疗	有无药物治疗	有,无	结构化	《中国泌尿外科和男科疾病诊断治疗指南》(2019版),第3部分:前列腺癌诊断治疗指南
15.2	药物名称	药物通用名	文本	映射	世界卫生组织对药品的官方分类(ATC)
15.3		开始时间	YYYY–MM–DD	映射	《中国泌尿外科和男科疾病诊断治疗指南》(2019版),第3部分:前列腺癌诊断治疗指南
15.4		结束时间	YYYY–MM–DD	映射	《中国泌尿外科和男科疾病诊断治疗指南》(2019版),第3部分:前列腺癌诊断治疗指南
15.5	药物医嘱	药物单次剂量	数字	结构化	《中国泌尿外科和男科疾病诊断治疗指南》(2019版),第3部分:前列腺癌诊断治疗指南
15.6		药物剂量单位	ml/mg	结构化	《中国泌尿外科和男科疾病诊断治疗指南》(2019版),第3部分:前列腺癌诊断治疗指南
15.7		给药途径	口服,肌内注射,静脉注射,皮下注射	映射	《中国泌尿外科和男科疾病诊断治疗指南》(2019版),第3部分:前列腺癌诊断治疗指南

序号	子模块	数据元名称	值域/数据类型	数据加工	来源
15.8	药物医嘱	给药部位	文本	映射	《中国泌尿外科和男科疾病诊断治疗指南》(2019 版),第 3 部分:前列腺癌诊断治疗指南
15.9		用药频次	文本	映射	《中国泌尿外科和男科疾病诊断治疗指南》(2019 版),第 3 部分:前列腺癌诊断治疗指南
15.10	药物治疗目的	药物治疗目的	辅助、新辅助,其他	结构化	《中国泌尿外科和男科疾病诊断治疗指南》(2019 版),第 3 部分:前列腺癌诊断治疗指南
15.11	靶向治疗	是否靶向治疗	是,否	映射	《中国泌尿外科和男科疾病诊断治疗指南》(2019 版),第 3 部分:前列腺癌诊断治疗指南

16. 疗效评价

序号	子模块	数据元名称	值域/数据类型	数据加工	来源
16.1	疗效评估	疗效评估	有,无	结构化	《中国泌尿外科和男科疾病诊断治疗指南》(2019 版),第 3 部分:前列腺癌诊断治疗指南
16.2		PSA 评估	有,无	结构化	《中国泌尿外科和男科疾病诊断治疗指南》(2019 版),第 3 部分:前列腺癌诊断治疗指南
16.3	PSA 评估	评估日期	YYYY–MM–DD	映射	《中国泌尿外科和男科疾病诊断治疗指南》(2019 版),第 3 部分:前列腺癌诊断治疗指南
16.4		PSA 变化情况	文本	结构化	《中国泌尿外科和男科疾病诊断治疗指南》(2019 版),第 3 部分:前列腺癌诊断治疗指南
16.5	睾酮评估	睾酮的变化	文本	结构化	《中国泌尿外科和男科疾病诊断治疗指南》(2019 版),第 3 部分:前列腺癌诊断治疗指南
16.6	软组织或内脏转移灶评估	转移灶评估	有,无	结构化	《中国泌尿外科和男科疾病诊断治疗指南》(2019 版),第 3 部分:前列腺癌诊断治疗指南
16.7		靶病灶名称	文本	结构化	实体瘤疗效评价标准(RECIST)1.1 版

序号	子模块	数据元名称	值域/数据类型	数据加工	来源
16.8		靶病灶长径	数字	结构化	实体瘤疗效评价标准(Response Evaluation Criteria in Solid Tumors,RECIST) 1.1 版
16.9		靶病灶短径	数字	结构化	实体瘤疗效评价标准(Response Evaluation Criteria in Solid Tumors,RECIST) 1.1 版
16.10		径线总和	数字	结构化	实体瘤疗效评价标准(Response Evaluation Criteria in Solid Tumors,RECIST) 1.1 版
16.11		评估日期	YYYY-MM-DD	映射	实体瘤疗效评价标准(Response Evaluation Criteria in Solid Tumors,RECIST) 1.1 版
16.12	软组织或内脏转移灶评估	检查方法	文本	结构化	实体瘤疗效评价标准(Response Evaluation Criteria in Solid Tumors,RECIST) 1.1 版
16.13		靶病灶评估	CR,PR,SD,PD,NE	结构化	实体瘤疗效评价标准(Response Evaluation Criteria in Solid Tumors,RECIST) 1.1 版
16.14		非靶病灶评估	CR,Non CR/Non PD,PD,NE	结构化	实体瘤疗效评价标准(Response Evaluation Criteria in Solid Tumors,RECIST) 1.1 版
16.15		是否有新病灶	是,否	结构化	实体瘤疗效评价标准(Response Evaluation Criteria in Solid Tumors,RECIST) 1.1 版
16.16		新病灶名称	文本	结构化	实体瘤疗效评价标准(Response Evaluation Criteria in Solid Tumors,RECIST) 1.1 版
16.17		新病灶长径	数字	结构化	实体瘤疗效评价标准(Response Evaluation Criteria in Solid Tumors,RECIST) 1.1 版

序号	子模块	数据元名称	值域 / 数据类型	数据加工	来源
16.18		新病灶短径	数字	结构化	实体瘤疗效评价标准（Response Evaluation Criteria in Solid Tumors，RECIST）1.1 版
16.19	软组织或内脏转移灶评估	新病灶径线总和	数字	结构化	实体瘤疗效评价标准（Response Evaluation Criteria in Solid Tumors，RECIST）1.1 版
16.20		新病灶评估日期	YYYY–MM–DD	映射	实体瘤疗效评价标准（Response Evaluation Criteria in Solid Tumors，RECIST）1.1 版
16.21		骨转移灶评估	有，无	结构化	《中国泌尿外科和男科疾病诊断治疗指南》(2019 版)，第 3 部分：前列腺癌诊断治疗指南
16.22		评估日期	YYYY–MM–DD	映射	实体瘤疗效评价标准（Response Evaluation Criteria in Solid Tumors，RECIST）1.1 版
16.23		检查方法	文本	结构化	实体瘤疗效评价标准（Response Evaluation Criteria in Solid Tumors，RECIST）1.1 版
16.24	骨转移灶评估	新病灶名称	文本	结构化	实体瘤疗效评价标准（Response Evaluation Criteria in Solid Tumors，RECIST）1.1 版
16.25		转移灶数目	数字	结构化	实体瘤疗效评价标准（Response Evaluation Criteria in Solid Tumors，RECIST）1.1 版
16.26		中轴骨之内 / 之外	文本	结构化	实体瘤疗效评价标准（Response Evaluation Criteria in Solid Tumors，RECIST）1.1 版
16.27		成骨 / 溶骨	文本	结构化	实体瘤疗效评价标准（Response Evaluation Criteria in Solid Tumors，RECIST）1.1 版

序号	子模块	数据元名称	值域/数据类型	数据加工	来源
16.28	骨转移灶评估	PCWG2 标准	文本	结构化	《前列腺癌临床研究工作组指南》(Design and End Points of Clinical Trials for Patients With Progressive Prostate Cancer and Castrate Levels of Testosterone：Recommendations of the Prostate Cancer Clinical Trials Working Group)
16.29	肿瘤标记物	肿瘤标记物评估	文本	结构化	《中国泌尿外科和男科疾病诊断治疗指南》(2019 版)，第 3 部分：前列腺癌诊断治疗指南
16.30		肿瘤标记物	PHI，4K，p2PSA，hK2，PCA3	结构化	《中国泌尿外科和男科疾病诊断治疗指南》(2019 版)，第 3 部分：前列腺癌诊断治疗指南
16.31		疼痛评估	有，无	结构化	《中国泌尿外科和男科疾病诊断治疗指南》(2019 版)，第 3 部分：前列腺癌诊断治疗指南
16.32		评估日期	YYYY-MM-DD	映射	实体瘤疗效评价标准(Response Evaluation Criteria in Solid Tumors，RECIST)1.1 版
16.33		严重程度	数字(VAS 评分)	结构化	实体瘤疗效评价标准(Response Evaluation Criteria in Solid Tumors，RECIST)1.1 版
16.34	疼痛评估	止痛药物	是，否	结构化	实体瘤疗效评价标准(Response Evaluation Criteria in Solid Tumors，RECIST)1.1 版
16.35		止痛药物名称	文本	映射	世界卫生组织对药品的官方分类(ATC)
16.36		开始时间	YYYY-MM-DD	映射	实体瘤疗效评价标准(Response Evaluation Criteria in Solid Tumors，RECIST)1.1 版
16.37		结束时间	YYYY-MM-DD	映射	实体瘤疗效评价标准(Response Evaluation Criteria in Solid Tumors，RECIST)1.1 版

二、前列腺癌标准数据集

序号	子模块	数据元名称	值域/数据类型	数据加工	来源
16.38	疼痛评估	药物单次剂量	数字	结构化	实体瘤疗效评价标准(Response Evaluation Criteria in Solid Tumors,RECIST)1.1 版
16.39		药物剂量单位	ml/mg	结构化	实体瘤疗效评价标准(Response Evaluation Criteria in Solid Tumors,RECIST)1.1 版
16.40		给药途径	口服,肌内注射,静脉注射,皮下注射	映射	实体瘤疗效评价标准(Response Evaluation Criteria in Solid Tumors,RECIST)1.1 版
16.41		用药频次	文本	映射	实体瘤疗效评价标准(Response Evaluation Criteria in Solid Tumors,RECIST)1.1 版
16.42	总体疗效	总体疗效评估	CR,PR,SD,PD,NE,生化复发,临床进展	结构化	实体瘤疗效评价标准(Response Evaluation Criteria in Solid Tumors,RECIST)1.1 版
16.43	排尿症状	排尿困难、尿急、急性尿潴留、尿道组织脱落、尿路感染、血尿,其他	文本	结构化	《中国泌尿外科和男科疾病诊断治疗指南》(2019 版),第 3 部分:前列腺癌诊断治疗指南

17. 生存质量

序号	子模块	数据元名称	值域/数据类型	数据加工	来源
17.1	生存质量评估	是否经历任何生存质量评估	是,否	结构化	《中国泌尿外科和男科疾病诊断治疗指南》(2019版),第3部分:前列腺癌诊断治疗指南
17.2	评估时间	生存质量评估时间	YYYY–MM–DD	映射	前列腺癌患者生存质量测定量表(FACT–P)4.0版
17.3	评估量表名称	前列腺癌患者生存质量测定量表(FACT–P V4.0)	是,否	结构化	前列腺癌患者生存质量测定量表(FACT–P)4.0版
17.4	量表评估	是否进行以下项目的评估	是,否	结构化	前列腺癌患者生存质量测定量表(FACT–P)4.0版
17.5	患者的身体状况	我感到乏力	文本	结构化	前列腺癌患者生存质量测定量表(FACT–P)4.0版
17.6		我感到恶心	文本	结构化	前列腺癌患者生存质量测定量表(FACT–P)4.0版

二、前列腺癌标准数据集

序号	子模块	数据元名称	值域/数据类型	数据加工	来源
17.7	患者的身体状况	身体状况难以满足家人需要	文本	结构化	前列腺癌患者生存质量测定量表(FACT-P)4.0版
17.8		我感到疼痛	文本	结构化	前列腺癌患者生存质量测定量表(FACT-P)4.0版
17.9		我被治疗的副作用困扰	文本	结构化	前列腺癌患者生存质量测定量表(FACT-P)4.0版
17.10		我感到不舒服	文本	结构化	前列腺癌患者生存质量测定量表(FACT-P)4.0版
17.11		我不得不躺在床上	文本	结构化	前列腺癌患者生存质量测定量表(FACT-P)4.0版
17.12	患者社会/家庭情况	我感到与朋友疏远了	文本	结构化	前列腺癌患者生存质量测定量表(FACT-P)4.0版
17.13		家人给予我情感上的支持	文本	结构化	前列腺癌患者生存质量测定量表(FACT-P)4.0版
17.14		朋友支持我	文本	结构化	前列腺癌患者生存质量测定量表(FACT-P)4.0版
17.15		家人接受了我的病情	文本	结构化	前列腺癌患者生存质量测定量表(FACT-P)4.0版
17.16		和家人很少交流病情	文本	结构化	前列腺癌患者生存质量测定量表(FACT-P)4.0版

序号	子模块	数据元名称	值域 / 数据类型	数据加工	来源
17.17	患者社会 / 家庭情况	我与伴侣关系密切	文本	结构化	前列腺癌患者生存质量测定量表（FACT-P）4.0 版
17.18		去年您有性生活吗？ 如有满意程度如何	文本	结构化	前列腺癌患者生存质量测定量表（FACT-P）4.0 版
17.19	患者与医生的关系	我很信任我的医生	文本	结构化	前列腺癌患者生存质量测定量表（FACT-P）4.0 版
17.20		我的医生能回答我的问题	文本	结构化	前列腺癌患者生存质量测定量表（FACT-P）4.0 版
17.21	患者的情感状况	我感到沮丧	文本	结构化	前列腺癌患者生存质量测定量表（FACT-P）4.0 版
17.22		我能从容应对疾病	文本	结构化	前列腺癌患者生存质量测定量表（FACT-P）4.0 版
17.23		我失去了希望	文本	结构化	前列腺癌患者生存质量测定量表（FACT-P）4.0 版
17.24		我感到紧张	文本	结构化	前列腺癌患者生存质量测定量表（FACT-P）4.0 版
17.25		我对死亡感到焦虑	文本	结构化	前列腺癌患者生存质量测定量表（FACT-P）4.0 版
17.26		我担心我的状况恶化	文本	结构化	前列腺癌患者生存质量测定量表（FACT-P）4.0 版

二、前列腺癌标准数据集

序号	子模块	数据元名称	值域 / 数据类型	数据加工	来源
17.27		我能够办公	文本	结构化	前列腺癌患者生存质量测定量表（FACT-P）4.0 版
17.28		我的工作很充实	文本	结构化	前列腺癌患者生存质量测定量表（FACT-P）4.0 版
17.29		我能享受生活	文本	结构化	前列腺癌患者生存质量测定量表（FACT-P）4.0 版
17.30	患者的生活状况	我接受自己的病情	文本	结构化	前列腺癌患者生存质量测定量表（FACT-P）4.0 版
17.31		我睡得很好	文本	结构化	前列腺癌患者生存质量测定量表（FACT-P）4.0 版
17.32		我还有自己的兴趣	文本	结构化	前列腺癌患者生存质量测定量表（FACT-P）4.0 版
17.33		我对目前生活质量感到很满足	文本	结构化	前列腺癌患者生存质量测定量表（FACT-P）4.0 版
17.34		我的体重减轻	文本	结构化	前列腺癌患者生存质量测定量表（FACT-P）4.0 版
17.35	前列腺癌特异生活质量	我的胃口很好	文本	结构化	前列腺癌患者生存质量测定量表（FACT-P）4.0 版
17.36		我受到疼痛不适的困扰	文本	结构化	前列腺癌患者生存质量测定量表（FACT-P）4.0 版

序号	子模块	数据元名称	值域/数据类型	数据加工	来源
17.37	前列腺癌特异生活质量	我感到身体的某个部位有明显的疼痛	文本	结构化	前列腺癌患者生存质量测定量表(FACT-P) 4.0 版
17.38		疼痛影响了我的生活	文本	结构化	前列腺癌患者生存质量测定量表(FACT-P) 4.0 版
17.39		我对目前的舒适状态较满意	文本	结构化	前列腺癌患者生存质量测定量表(FACT-P) 4.0 版
17.40		我仍拥有男性尊严	文本	结构化	前列腺癌患者生存质量测定量表(FACT-P) 4.0 版
17.41		我肠胃功能不好	文本	结构化	前列腺癌患者生存质量测定量表(FACT-P) 4.0 版
17.42		我有排尿困难	文本	结构化	前列腺癌患者生存质量测定量表(FACT-P) 4.0 版
17.43		我比以前尿频了	文本	结构化	前列腺癌患者生存质量测定量表(FACT-P) 4.0 版
17.44		排尿问题限制了我的活动	文本	结构化	前列腺癌患者生存质量测定量表(FACT-P) 4.0 版
17.45		我仍有持续的勃起	文本	结构化	前列腺癌患者生存质量测定量表(FACT-P) 4.0 版
17.46	评估时间	生存质量评估时间	YYYY-MM-DD	映射	欧洲五维健康量表
17.47	评估量表名称	欧洲五维健康量表	是,否	映射	欧洲五维健康量表

二、前列腺癌标准数据集

序号	子模块	数据元名称	值域/数据类型	数据加工	来源
17.48		我可以四处走动,没有任何困难	文本	结构化	欧洲五维健康量表
17.49	行动	我行动有些不方便	文本	结构化	欧洲五维健康量表
17.50		我不能下床活动	文本	结构化	欧洲五维健康量表
17.51		我能自己照顾自己,没有任何困难	文本	结构化	欧洲五维健康量表
17.52	自己照顾自己	我在洗脸、刷牙、洗澡或穿衣方面有些困难	文本	结构化	欧洲五维健康量表
17.53		我无法自己洗脸、刷牙、洗澡或穿衣	文本	结构化	欧洲五维健康量表
17.54	日常工作(如工作、学习、家务事、家庭或休闲活动)	我能进行日常活动,没有任何困难	文本	结构化	欧洲五维健康量表
17.55		我在进行日常活动方面有些困难	文本	结构化	欧洲五维健康量表
17.56		我无法进行日常活动	文本	结构化	欧洲五维健康量表
17.57		我没有任何疼痛或不舒服	文本	结构化	欧洲五维健康量表
17.58	疼痛/不舒服	我没有中度疼痛或不舒服	文本	结构化	欧洲五维健康量表
17.59		我没有极度疼痛或不舒服	文本	结构化	欧洲五维健康量表
17.60	焦虑(如紧张、担心、不安等)/抑郁(如做事缺乏兴趣、没乐趣、提不起精神等)	我不觉得焦虑或抑郁	文本	结构化	欧洲五维健康量表
17.61		我觉得中度焦虑或抑郁	文本	结构化	欧洲五维健康量表
17.62		我觉得极度焦虑或抑郁	文本	结构化	欧洲五维健康量表
17.63	评估时间	生存质量评估时间	YYYY-MM-DD	映射	六维健康调查简表
17.64	评估量表名称	六维健康调查简表	是,否	结构化	六维健康调查简表

序号	子模块	数据元名称	值域 / 数据类型	数据加工	来源
17.65	您的健康现在限制了您的日常身体活动吗	高强度活动(如跑步、抬起重物、参加剧烈活动)完全没有限制; 高强度活动(如跑步、抬起重物、参加剧烈活动)受到一点儿限制; 中等强度活动(如搬桌子、拖地板、打保龄球或打太极拳)受到一点儿限制; 中等强度活动(如搬桌子、拖地板、打保龄球或打太极拳)受到很大限制; 洗澡和穿衣受到很大限制	文本	结构化	六维健康调查简表
17.66	在过去4个星期中,您有多少时候会由于身体健康或情绪问题,导致实际完成的工作或其他日常活动比想要完成的少	从来没有,很少,有时,大部分时间,一直如此	文本	结构化	六维健康调查简表
17.67	在过去4个星期中,有多少时候会由于身体健康或情绪问题,干扰了您的社交活动(如探亲、访友)	从来没有,很少,有时,大部分时间,一直如此	文本	结构化	六维健康调查简表
17.68	在过去4个星期中,您的身体疼痛有多严重	从来没有,非常轻度的疼痛,中度疼痛,严重疼痛,非常严重的疼痛	文本	结构化	六维健康调查简表

二、前列腺癌标准数据集

序号	子模块	数据元名称	值域 / 数据类型	数据加工	来源
17.69	在过去的4个星期中,您有多少时候感到沮丧或非常紧张	从来没有,很少,有时,大部分时间,一直如此	文本	结构化	六维健康调查简表
17.70	在过去的4个星期中,您有多少时候感觉到疲惫	从来没有,很少,有时,大部分时间,一直如此	文本	结构化	六维健康调查简表

18. 不良事件

序号	数据元名称	值域 / 数据类型	数据加工	来源
18.1	经历任何不良事件	是,否	结构化	不良事件的通用术语标准(Common Terminology Criteria Adverse Events,CTCAE)5.0 版
18.2	不良事件名称	文本	结构化	不良事件的通用术语标准(Common Terminology Criteria Adverse Events,CTCAE)5.0 版
18.3	不良事件严重程度	数字(1. 轻度,2. 中度,3. 重度)	结构化	不良事件的通用术语标准(Common Terminology Criteria Adverse Events,CTCAE)5.0 版
18.4	不良事件来源	药物治疗、手术、放疗、临床试验,不详	映射	不良事件的通用术语标准(Common Terminology Criteria Adverse Events,CTCAE)5.0 版
18.5	不良事件开始时间	YYYY–MM–DD	映射	不良事件的通用术语标准(Common Terminology Criteria Adverse Events,CTCAE)5.0 版
18.6	不良事件结束时间	YYYY–MM–DD	映射	不良事件的通用术语标准(Common Terminology Criteria Adverse Events,CTCAE)5.0 版

二、前列腺癌标准数据集

序号	数据元名称	值域/数据类型	数据加工	来源
18.7	不良事件持续存在	是,否	结构化	不良事件的通用术语标准(Common Terminology Criteria Adverse Events,CTCAE)5.0 版
18.8	针对不良事件的处理措施	文本	结构化	不良事件的通用术语标准(Common Terminology Criteria Adverse Events,CTCAE)5.0 版
18.9	不良事件程度分级	Ⅰ级,Ⅱ级,Ⅲ级,Ⅳ级	映射	不良事件的通用术语标准(Common Terminology Criteria Adverse Events,CTCAE)5.0 版
18.10	不良事件毒性分级	1 级,2 级,3 级,4 级,5 级	映射	不良事件的通用术语标准(Common Terminology Criteria Adverse Events,CTCAE)5.0 版
18.11	放射性损伤早期分级	是,否	结构化	不良事件的通用术语标准(Common Terminology Criteria Adverse Events,CTCAE)5.0 版
18.12	放射性损伤晚期分级	是,否	结构化	不良事件的通用术语标准(Common Terminology Criteria Adverse Events,CTCAE)5.0 版
18.13	原发病治疗方案调整	文本	结构化	不良事件的通用术语标准(Common Terminology Criteria Adverse Events,CTCAE)5.0 版
18.14	不良事件结局	恢复;已恢复,无后遗症;已恢复,有后遗症;稳定;恶化;死亡;其他	结构化	不良事件的通用术语标准(Common Terminology Criteria Adverse Events,CTCAE)5.0 版

19. 生物样本信息

序号	数据元名称	值域 / 数据类型	数据加工	来源
19.1	是否保留样本	是,否	映射	《恶性肿瘤生物样本信息数据库的构建及应用》
19.2	样本编号	数字	映射	《恶性肿瘤生物样本信息数据库的构建及应用》
19.3	样本来源	常规临床来源,临床试验来源	映射	《恶性肿瘤生物样本信息数据库的构建及应用》
19.4	样本日期	YYYY–MM–DD	映射	《恶性肿瘤生物样本信息数据库的构建及应用》
19.5	样本类型	大体、穿刺、血液、转移灶	结构化	《恶性肿瘤生物样本信息数据库的构建及应用》
19.6	特殊情况	是,否	结构化	《恶性肿瘤生物样本信息数据库的构建及应用》
19.7	特殊情况描述	文本	结构化	《恶性肿瘤生物样本信息数据库的构建及应用》

二、前列腺癌标准数据集

20. 随访预后情况

序号	数据元名称	值域 / 数据类型	数据加工	来源
20.1	随访日期	YYYY–MM–DD	映射	《中国泌尿外科和男科疾病诊断治疗指南》(2019版),第3部分:前列腺癌诊断治疗指南
20.2	随访次数	数字	结构化	《中国泌尿外科和男科疾病诊断治疗指南》(2019版),第3部分:前列腺癌诊断治疗指南
20.3	随访方式	电话、短信、微信、电子邮件、门诊复查,其他	结构化	《中国泌尿外科和男科疾病诊断治疗指南》(2019版),第3部分:前列腺癌诊断治疗指南
20.4	受访人	本人,家属,朋友,同事	结构化	《中国泌尿外科和男科疾病诊断治疗指南》(2019版),第3部分:前列腺癌诊断治疗指南
20.5	生存状态	生存,死亡	映射	《中国泌尿外科和男科疾病诊断治疗指南》(2019版),第3部分:前列腺癌诊断治疗指南
20.6	死亡日期	YYYY–MM–DD	映射	《中国泌尿外科和男科疾病诊断治疗指南》(2019版),第3部分:前列腺癌诊断治疗指南

序号	数据元名称	值域 / 数据类型	数据加工	来源
20.7	死亡原因	文本	结构化	《中国泌尿外科和男科疾病诊断治疗指南》(2019版),第 3 部分:前列腺癌诊断治疗指南
20.8	进展日期	YYYY–MM–DD	映射	《中国泌尿外科和男科疾病诊断治疗指南》(2019版),第 3 部分:前列腺癌诊断治疗指南
20.9	是否进展	是,否	结构化	《中国泌尿外科和男科疾病诊断治疗指南》(2019版),第 3 部分:前列腺癌诊断治疗指南
20.10	进展类型	生化复发、远处转移,其他	结构化	《中国泌尿外科和男科疾病诊断治疗指南》(2019版),第 3 部分:前列腺癌诊断治疗指南
20.11	转移日期	YYYY–MM–DD	映射	《中国泌尿外科和男科疾病诊断治疗指南》(2019版),第 3 部分:前列腺癌诊断治疗指南
20.12	是否转移	是,否	结构化	《中国泌尿外科和男科疾病诊断治疗指南》(2019版),第 3 部分:前列腺癌诊断治疗指南
20.13	转移部位	骨、肺、肝、淋巴、胸腔、脑	结构化	《中国泌尿外科和男科疾病诊断治疗指南》(2019版),第 3 部分:前列腺癌诊断治疗指南
20.14	主要依据	症状体征、肿瘤标记物、影像学检查、病理,其他	结构化	《中国泌尿外科和男科疾病诊断治疗指南》(2019版),第 3 部分:前列腺癌诊断治疗指南
20.15	处理情况	化疗、放疗、再次手术、中医药治疗、放弃治疗,其他	结构化	《中国泌尿外科和男科疾病诊断治疗指南》(2019版),第 3 部分:前列腺癌诊断治疗指南

序号	数据元名称	值域 / 数据类型	数据加工	来源
20.16	失访情况	文本	结构化	《中国泌尿外科和男科疾病诊断治疗指南》(2019版),第 3 部分:前列腺癌诊断治疗指南
20.17	外院治疗情况	文本	结构化	《中国泌尿外科和男科疾病诊断治疗指南》(2019版),第 3 部分:前列腺癌诊断治疗指南
20.18	是否血清 PSA 监测	是,否	结构化	《中国泌尿外科和男科疾病诊断治疗指南》(2019版),第 3 部分:前列腺癌诊断治疗指南
20.19	血清 PSA 结果	文本	结构化	《中国泌尿外科和男科疾病诊断治疗指南》(2019版),第 3 部分:前列腺癌诊断治疗指南
20.20	是否监测血清睾酮	是,否	结构化	《中国泌尿外科和男科疾病诊断治疗指南》(2019版),第 3 部分:前列腺癌诊断治疗指南
20.21	睾酮水平	文本	结构化	《中国泌尿外科和男科疾病诊断治疗指南》(2019版),第 3 部分:前列腺癌诊断治疗指南
20.22	是否监测肌酐监测	是,否	结构化	《中国泌尿外科和男科疾病诊断治疗指南》(2019版),第 3 部分:前列腺癌诊断治疗指南
20.23	肌酐水平	文本	结构化	《中国泌尿外科和男科疾病诊断治疗指南》(2019版),第 3 部分:前列腺癌诊断治疗指南
20.24	是否监测血红蛋白	是,否	结构化	《中国泌尿外科和男科疾病诊断治疗指南》(2019版),第 3 部分:前列腺癌诊断治疗指南

序号	数据元名称	值域 / 数据类型	数据加工	来源
20.25	血红蛋白水平	文本	结构化	《中国泌尿外科和男科疾病诊断治疗指南》(2019版),第3部分:前列腺癌诊断治疗指南
20.26	是否监测肝功能	是,否	结构化	《中国泌尿外科和男科疾病诊断治疗指南》(2019版),第3部分:前列腺癌诊断治疗指南
20.27	肝功能水平	文本	结构化	《中国泌尿外科和男科疾病诊断治疗指南》(2019版),第3部分:前列腺癌诊断治疗指南
20.28	是否监测碱性磷酸酶	是,否	结构化	《中国泌尿外科和男科疾病诊断治疗指南》(2019版),第3部分:前列腺癌诊断治疗指南
20.29	碱性磷酸酶水平	文本	结构化	《中国泌尿外科和男科疾病诊断治疗指南》(2019版),第3部分:前列腺癌诊断治疗指南
20.30	是否直肠指检	是,否	结构化	《中国泌尿外科和男科疾病诊断治疗指南》(2019版),第3部分:前列腺癌诊断治疗指南
20.31	直肠指检	文本	结构化	《中国泌尿外科和男科疾病诊断治疗指南》(2019版),第3部分:前列腺癌诊断治疗指南
20.32	是否有影像学评估	是,否	结构化	《中国泌尿外科和男科疾病诊断治疗指南》(2019版),第3部分:前列腺癌诊断治疗指南
20.33	影像学设备名称	超声、MRI、PSMA-PET/CT,其他	结构化	《中国泌尿外科和男科疾病诊断治疗指南》(2019版),第3部分:前列腺癌诊断治疗指南

序号	数据元名称	值域 / 数据类型	数据加工	来源
20.34	影像学检查结果	文本	结构化	《中国泌尿外科和男科疾病诊断治疗指南》(2019版),第3部分:前列腺癌诊断治疗指南
20.35	是否有治疗相关并发症的评估	是,否	结构化	《中国泌尿外科和男科疾病诊断治疗指南》(2019版),第3部分:前列腺癌诊断治疗指南
20.36	并发症症状	感染、肠道功能、吻合口瘘或狭窄、下肢深静脉血栓、尿失禁、勃起功能障碍、放射性膀胱炎、放射性直肠炎,其他	结构化	《中国泌尿外科和男科疾病诊断治疗指南》(2019版),第3部分:前列腺癌诊断治疗指南
20.37	是否监测代谢并发症	是,否	结构化	《中国泌尿外科和男科疾病诊断治疗指南》(2019版),第3部分:前列腺癌诊断治疗指南
20.38	代谢并发症类型	代谢综合征、心血管相关并发症、精神异常、骨骼矿物质密度丢失、骨折、糖尿病,其他	结构化	《中国泌尿外科和男科疾病诊断治疗指南》(2019版),第3部分:前列腺癌诊断治疗指南
20.39	是否进行体能(G8 筛查工具)评估	是,否	结构化	《中国泌尿外科和男科疾病诊断治疗指南》(2019版),第3部分:前列腺癌诊断治疗指南
20.40	在过去的 3 个月中,由于食欲缺乏、消化问题、咀嚼或吞咽困难等,食物摄入量是否有所下降	0 : 食物摄入量严重减少; 1 : 食物摄入量中等减少; 2 : 食物摄入量没有减少	映射	《中国泌尿外科和男科疾病诊断治疗指南》(2019版),第3部分:前列腺癌诊断治疗指南

序号	数据元名称	值域 / 数据类型	数据加工	来源
20.41	在过去的 3 个月中,是否体重下降	0 : 体重下降＞ 3kg; 1 : 不知道; 2 : 体重下降 1 ～ 3kg; 3 : 无体重下降	映射	《中国泌尿外科和男科疾病诊断治疗指南》(2019版),第 3 部分:前列腺癌诊断治疗指南
20.42	活动度	0 : 卧床或者轮椅; 1 : 能从床上 / 椅子上下来,但不能外出活动; 2 : 可以外出活动	映射	《中国泌尿外科和男科疾病诊断治疗指南》(2019版),第 3 部分:前列腺癌诊断治疗指南
20.43	神经心理问题	0 : 严重痴呆或抑郁症; 1 : 轻度痴呆; 2 : 没有心理问题	映射	《中国泌尿外科和男科疾病诊断治疗指南》(2019版),第 3 部分:前列腺癌诊断治疗指南
20.44	BMI/(kg·m^{-2})	0 : ＜ 19 ; 1 : 19 ～＜ 21 ; 2 : 21 ～＜ 23 ; 3 : ≥ 23	映射	《中国泌尿外科和男科疾病诊断治疗指南》(2019版),第 3 部分:前列腺癌诊断治疗指南
20.45	每天服用 3 种以上处方药	0 : 不是; 1 : 是	映射	《中国泌尿外科和男科疾病诊断治疗指南》(2019版),第 3 部分:前列腺癌诊断治疗指南
20.46	与同龄人相比,患者如何看待自己健康状况	0 : 不如; 1 : 不知道; 2 : 一样好; 3 : 更好	映射	《中国泌尿外科和男科疾病诊断治疗指南》(2019版),第 3 部分:前列腺癌诊断治疗指南

序号	数据元名称	值域 / 数据类型	数据加工	来源
20.47	年龄	0：＞85； 1：80～85； 2：＜80	映射	《中国泌尿外科和男科疾病诊断治疗指南》(2019版)，第3部分：前列腺癌诊断治疗指南
20.48	是否有 KPS 评分	是，否	结构化	《中国泌尿外科和男科疾病诊断治疗指南》(2019版)，第3部分：前列腺癌诊断治疗指南
20.49	体力状况	100：正常，无症状和体征； 90：能进行正常活动，有轻微症状和体征； 80：勉强可进行正常活动，有一些症状或体征； 70：生活可自理，但不能维持正常生活工作； 60：生活能大部分自理，但偶尔需要别人帮助； 50：常需人照料； 40：生活不能自理，需要特别照顾和帮助； 30：生活严重不能自理； 20：病重，需要住院和积极的支持治疗； 10：危重，临近死亡； 0：死亡	映射	《中国泌尿外科和男科疾病诊断治疗指南》(2019版)，第3部分：前列腺癌诊断治疗指南
20.50	是否有前列腺癌记忆焦虑状态评估	是，否	结构化	《中国泌尿外科和男科疾病诊断治疗指南》(2019版)，第3部分：前列腺癌诊断治疗指南

序号	数据元名称	值域／数据类型	数据加工	来源
20.51	任何与前列腺癌相关的信息都会引起我强烈的情绪波动	一点也不，很少，有时，经常	映射	《中国泌尿外科和男科疾病诊断治疗指南》(2019版)，第3部分：前列腺癌诊断治疗指南
20.52	PSA检测虽然对我有益，但还是会让我感到害怕	一点也不，很少，有时，经常	映射	《中国泌尿外科和男科疾病诊断治疗指南》(2019版)，第3部分：前列腺癌诊断治疗指南
20.53	每当我听说朋友或公众人物患有前列腺癌时，我对自己的前列腺癌病情更加焦虑	一点也不，很少，有时，经常	映射	《中国泌尿外科和男科疾病诊断治疗指南》(2019版)，第3部分：前列腺癌诊断治疗指南
20.54	当想到需要进行PSA检测，我对自己的前列腺癌病情感到更加焦虑	一点也不，很少，有时，经常	映射	《中国泌尿外科和男科疾病诊断治疗指南》(2019版)，第3部分：前列腺癌诊断治疗指南
20.55	其他事情总使我想到前列腺癌	一点也不，很少，有时，经常	映射	《中国泌尿外科和男科疾病诊断治疗指南》(2019版)，第3部分：前列腺癌诊断治疗指南
20.56	当我想到前列腺癌时，我会感到茫然	一点也不，很少，有时，经常	映射	《中国泌尿外科和男科疾病诊断治疗指南》(2019版)，第3部分：前列腺癌诊断治疗指南
20.57	我会不由自主地想前列腺癌	一点也不，很少，有时，经常	映射	《中国泌尿外科和男科疾病诊断治疗指南》(2019版)，第3部分：前列腺癌诊断治疗指南
20.58	对于前列腺癌我有很多想法，但是我不愿意面对它们	一点也不，很少，有时，经常	映射	《中国泌尿外科和男科疾病诊断治疗指南》(2019版)，第3部分：前列腺癌诊断治疗指南

序号	数据元名称	值域／数据类型	数据加工	来源
20.59	关于前列腺癌的想法在我脑海中挥之不去,让我难以入睡	一点也不,很少,有时,经常	映射	《中国泌尿外科和男科疾病诊断治疗指南》(2019版),第 3 部分:前列腺癌诊断治疗指南
20.60	我担心 PSA 检测结果会提示我的病情在恶化	一点也不,很少,有时,经常	映射	《中国泌尿外科和男科疾病诊断治疗指南》(2019版),第 3 部分:前列腺癌诊断治疗指南
20.61	仅听到前列腺癌这个词,就使我感到害怕	一点也不,很少,有时,经常	映射	《中国泌尿外科和男科疾病诊断治疗指南》(2019版),第 3 部分:前列腺癌诊断治疗指南
20.62	PSA 检测使我感到焦虑,以致我想要推迟检测日期	一点也不,很少,有时,经常	映射	《中国泌尿外科和男科疾病诊断治疗指南》(2019版),第 3 部分:前列腺癌诊断治疗指南
20.63	我很担忧我的 PSA 检测结果,以致想让医生重复做一次	一点也不,很少,有时,经常	映射	《中国泌尿外科和男科疾病诊断治疗指南》(2019版),第 3 部分:前列腺癌诊断治疗指南
20.64	我很怀疑我的 PSA 检测结果的准确性,以致我想换家医院再重复检测一次	一点也不,很少,有时,经常	映射	《中国泌尿外科和男科疾病诊断治疗指南》(2019版),第 3 部分:前列腺癌诊断治疗指南
20.65	因为癌症是不可预测的,我感觉自己无法为未来做任何规划	非常赞同,赞同,不赞同,非常不赞同	映射	《中国泌尿外科和男科疾病诊断治疗指南》(2019版),第 3 部分:前列腺癌诊断治疗指南

序号	数据元名称	值域 / 数据类型	数据加工	来源
20.66	对癌症恶化的担忧已经妨碍了我享受正常生活	非常赞同,赞同,不赞同,非常不赞同	映射	《中国泌尿外科和男科疾病诊断治疗指南》(2019版),第3部分:前列腺癌诊断治疗指南
20.67	我很害怕癌症会恶化	非常赞同,赞同,不赞同,非常不赞同	映射	《中国泌尿外科和男科疾病诊断治疗指南》(2019版),第3部分:前列腺癌诊断治疗指南
20.68	自从被诊断为前列腺癌,我变得更加紧张不安	非常赞同,赞同,不赞同,非常不赞同	映射	《中国泌尿外科和男科疾病诊断治疗指南》(2019版),第3部分:前列腺癌诊断治疗指南
20.69	是否进行前列腺癌生活质量评分	是,否	结构化	《中国泌尿外科和男科疾病诊断治疗指南》(2019版),第3部分:前列腺癌诊断治疗指南
20.70	改良版 – 扩展前列腺癌复合指数量表(EPIC-26)	是,否	结构化	《中国泌尿外科和男科疾病诊断治疗指南》(2019版),第3部分:前列腺癌诊断治疗指南
20.71	在过去的 4 个星期内,您漏尿的频率是多少	0：几乎没有; 1：约 1 次 /d; 2：> 1 次 /d; 3：约 1 次 / 周; 4：> 1 次 / 周	映射	《中国泌尿外科和男科疾病诊断治疗指南》(2019版),第3部分:前列腺癌诊断治疗指南
20.72	下面哪一项最符合您过去 4 个星期内控制排尿的情况	完全无法控制,频繁漏尿,偶尔漏尿,能完全控制	映射	《中国泌尿外科和男科疾病诊断治疗指南》(2019版),第3部分:前列腺癌诊断治疗指南

二、前列腺癌标准数据集

序号	数据元名称	值域/数据类型	数据加工	来源
20.73	过去4个星期内,您每天需要使用多少块尿垫(成人尿不湿)	0：0块; 1：1块/d; 2：2块/d; 3：≥3块/d	映射	《中国泌尿外科和男科疾病诊断治疗指南》(2019版),第3部分：前列腺癌诊断治疗指南
20.74	过去4个星期内,漏尿症状给您的生活带来多大程度的影响	无任何影响,轻微影响,轻度影响,中度影响,重度影响	映射	《中国泌尿外科和男科疾病诊断治疗指南》(2019版),第3部分：前列腺癌诊断治疗指南
20.75	过去4个星期内,排尿疼痛或灼烧感症状给您的生活带来多大程度的影响	无任何影响,轻微影响,轻度影响,中度影响,重度影响	映射	《中国泌尿外科和男科疾病诊断治疗指南》(2019版),第3部分：前列腺癌诊断治疗指南
20.76	过去4个星期内,血尿症状给您的生活带来多大程度的影响	无任何影响,轻微影响,轻度影响,中度影响,重度影响	映射	《中国泌尿外科和男科疾病诊断治疗指南》(2019版),第3部分：前列腺癌诊断治疗指南
20.77	过去4个星期内,尿线变细或尿不尽症状给您的生活带来多大程度的影响	无任何影响,轻微影响,轻度影响,中度影响,重度影响	映射	《中国泌尿外科和男科疾病诊断治疗指南》(2019版),第3部分：前列腺癌诊断治疗指南
20.78	过去4个星期内,尿频症状给您的生活带来多大程度的影响	无任何影响,轻微影响,轻度影响,中度影响,重度影响	映射	《中国泌尿外科和男科疾病诊断治疗指南》(2019版),第3部分：前列腺癌诊断治疗指南

序号	数据元名称	值域 / 数据类型	数据加工	来源
20.79	过去 4 个星期内,排尿情况给您的生活带来多大程度的影响	无任何影响,轻微影响,轻度影响,中度影响,重度影响	映射	《中国泌尿外科和男科疾病诊断治疗指南》(2019版),第 3 部分:前列腺癌诊断治疗指南
20.80	过去 4 个星期内,排尿急迫症状给您的生活带来多大程度的影响	无任何影响,轻微影响,轻度影响,中度影响,重度影响	映射	《中国泌尿外科和男科疾病诊断治疗指南》(2019版),第 3 部分:前列腺癌诊断治疗指南
20.81	过去 4 个星期内,排便次数增多症状给您的生活带来多大程度的影响	无任何影响,轻微影响,轻度影响,中度影响,重度影响	映射	《中国泌尿外科和男科疾病诊断治疗指南》(2019版),第 3 部分:前列腺癌诊断治疗指南
20.82	过去 4 个星期内,大便失禁症状给您的生活带来多大程度的影响	无任何影响,轻微影响,轻度影响,中度影响,重度影响	映射	《中国泌尿外科和男科疾病诊断治疗指南》(2019版),第 3 部分:前列腺癌诊断治疗指南
20.83	过去 4 个星期内,便血症状给您的生活带来多大程度的影响	无任何影响,轻微影响,轻度影响,中度影响,重度影响	映射	《中国泌尿外科和男科疾病诊断治疗指南》(2019版),第 3 部分:前列腺癌诊断治疗指南
20.84	过去 4 个星期内,腹部 / 盆腔 / 直肠疼痛症状给您的生活带来多大程度的影响	无任何影响,轻微影响,轻度影响,中度影响,重度影响	映射	《中国泌尿外科和男科疾病诊断治疗指南》(2019版),第 3 部分:前列腺癌诊断治疗指南

序号	数据元名称	值域 / 数据类型	数据加工	来源
20.85	过去 4 个星期内,您的排便情况给您的生活带来多大程度的影响	无任何影响,轻微影响,轻度影响,中度影响,重度影响	映射	《中国泌尿外科和男科疾病诊断治疗指南》(2019版),第 3 部分:前列腺癌诊断治疗指南
20.86	如何评价过去 4 个星期内您的勃起能力	几乎没有,差,一般,好,很好	映射	《中国泌尿外科和男科疾病诊断治疗指南》(2019版),第 3 部分:前列腺癌诊断治疗指南
20.87	如何评价过去 4 个星期内您达到性高潮的能力	几乎没有,差,一般,好,很好	映射	《中国泌尿外科和男科疾病诊断治疗指南》(2019版),第 3 部分:前列腺癌诊断治疗指南
20.88	如何描述过去 4 个星期内您的勃起质量	0 : 无法勃起; 1 : 有勃起,但硬度不足以完成任何形式的性活动; 2 : 勃起硬度能够完成自慰或前戏; 3 : 勃起硬度足够进行性交	映射	《中国泌尿外科和男科疾病诊断治疗指南》(2019版),第 3 部分:前列腺癌诊断治疗指南
20.89	如何描述过去 4 个星期内您的勃起频率	0 : 有性冲动时从不能够勃起; 1 : 有性冲动时,少于一半的次数可以勃起; 2 : 有性冲动时,约一半的次数可以勃起; 3 : 有性冲动时,多于一半的次数可以勃起; 4 : 有性冲动时,随时可以勃起	映射	《中国泌尿外科和男科疾病诊断治疗指南》(2019版),第 3 部分:前列腺癌诊断治疗指南
20.90	如何评价过去 4 个星期内您的性功能	很差,差,一般,好,很好	映射	《中国泌尿外科和男科疾病诊断治疗指南》(2019版),第 3 部分:前列腺癌诊断治疗指南

序号	数据元名称	值域 / 数据类型	数据加工	来源
20.91	过去 4 个星期内,您的性功能或者性功能缺乏给您的生活带来多大程度的影响	无任何影响,轻微影响,轻度影响,中度影响,重度影响	映射	《中国泌尿外科和男科疾病诊断治疗指南》(2019 版),第 3 部分:前列腺癌诊断治疗指南
20.92	过去 4 个星期内,潮热症状给您的生活带来多大程度的影响	无任何影响,轻微影响,轻度影响,中度影响,重度影响	映射	《中国泌尿外科和男科疾病诊断治疗指南》(2019 版),第 3 部分:前列腺癌诊断治疗指南
20.93	过去 4 个星期内,乳房肿痛 / 增大症状给您的生活带来多大程度的影响	无任何影响,轻微影响,轻度影响,中度影响,重度影响	映射	《中国泌尿外科和男科疾病诊断治疗指南》(2019 版),第 3 部分:前列腺癌诊断治疗指南
20.94	过去 4 个星期内,情绪低落症状给您的生活带来多大程度的影响	无任何影响,轻微影响,轻度影响,中度影响,重度影响	映射	《中国泌尿外科和男科疾病诊断治疗指南》(2019 版),第 3 部分:前列腺癌诊断治疗指南
20.95	过去 4 个星期内,乏力症状给您的生活带来多大程度的影响	无任何影响,轻微影响,轻度影响,中度影响,重度影响	映射	《中国泌尿外科和男科疾病诊断治疗指南》(2019 版),第 3 部分:前列腺癌诊断治疗指南
20.96	过去 4 个星期内,体重改变症状给您的生活带来多大程度的影响	无任何影响,轻微影响,轻度影响,中度影响,重度影响	映射	《中国泌尿外科和男科疾病诊断治疗指南》(2019 版),第 3 部分:前列腺癌诊断治疗指南

29